幸せを呼ぶアロマ×カラーセラピー

色と香りのミラクルメソッド

色映みほ 著

はじめに

　私たちの日常生活にあふれている「色」。色は何気なく存在しているようで、実はたくさんのメッセージを私たちに投げかけています。
「あなたが惹かれる色は何ですか？」と質問すると、人によって、またその時の気分によって、さまざまな答えが返ってきます。洋服ひとつにしても、大好きでつい買ってしまう色、以前はよく着ていたのに今はほとんど着ない色、あこがれてはいるもののどうしても手が出ない色、持っているのになかなか着ることがない色、そして今一番着たい色……。さまざまな色がありますが、それがどうしてその色なのか、考えてみたことはありますか？　実はそこに、あなた自身を知るための第一歩が隠れているのです。

　色と同じように、私たちの身近にあるのが「香り」です。そして、近年非常に注目されているのが、香りを使ったセラピー、つまりアロマテラピー(芳香療法)です。
　アロマテラピーは、すばらしい心理的作用をもたらしてくれます。香りという刺激は、鼻から直接脳の大脳辺縁系という部位に伝わるため、わたしたちの意識の奥深くにダイレクトに働きかけてくれるのです。とりわけ、「好きだ」「心地よい」と感じられる香りからは、非常に深い癒しの力を得ることができます。

　この本では、カラーセラピーによる色のメッセージに、アロマテラピーによる香りの心理的作用をからめて、色と香りの相乗効

果によるセルフヒーリングの方法を提案しています。

　私はカラーとアロマの世界にブリッジをかけて、人をより深く癒すことをライフワークと考えています。色と香りの力を使ったポジティブなライフスタイルを、あなたもぜひ、実践してみませんか？

2014年6月
色映みほ

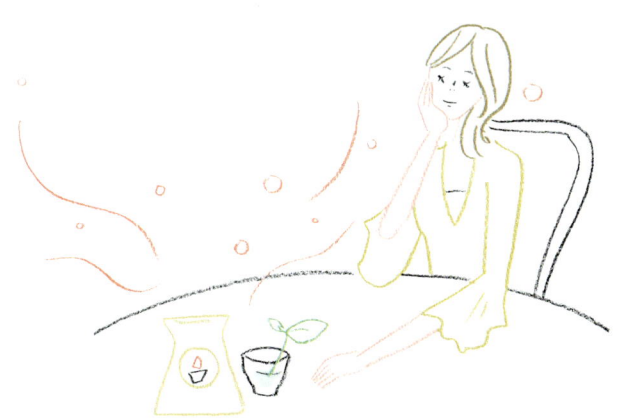

Chapter 1
色のメッセージがあなたの幸せを連れてくる！
8つの色から自分を見つめ直す心理テスト

あなたの選ぶ色には 　あなた自身が 　あらわれる！──8	グリーン──16 ブルー──17 バイオレット──18	ピンク──24 オレンジ──26 イエロー──28
直感テスト──10	マゼンタ──19	グリーン──30
心理分析テスト	色が投げかけてくる	ブルー──32
レッド──12	メッセージに	バイオレット──34
ピンク──13	耳を傾けよう──20	マゼンタ──36
オレンジ──14	色のメッセージ	心理テストの結果に
イエロー──15	レッド──22	関するQ&A──38

Chapter 2
色から導かれるあなたを癒すアロマとは？
精油プロフィール50

色があなたを癒す香りを 　教えてくれる！──40	タイム──62 ● ピンクのアロマ──64	シナモンリーフ──98 マンダリン──100
精油の選び方と 　買い方の基本──42	ジャスミン──66 ゼラニウム──70	レモングラス──102 ● イエローのアロマ──104
精油の取り扱い方と 　注意事項──44	ローズオットー──74 アンジェリカ──78	ジュニパー──106 レモン──110
● レッドのアロマ──46	パルマローザ──80	ローマン
パチュリ──48	ロータス──82	カモミール──114
ベチバー──52	● オレンジのアロマ──84	イモーテル──118
クローブ──56	イランイラン──86	シトロネラ──120
シダーウッド──58	カルダモン──90	ミモザ──122
ジンジャー──60	サンダルウッド──94	ユズ──124

- ●グリーンのアロマ —126
  - サイプレス —128
  - ベルガモット —132
  - メリッサ —136
  - ローズマリー —140
  - ゲットウ —144
  - ティートリー —146
  - パイン —148
  - プチグレン —150
- ●ブルーのアロマ —152
  - クラリセージ —154
  - スイートオレンジ —158
  - ペパーミント —162
  - ユーカリ —166
  - バジル —170
  - ヒノキ —172
- ●バイオレットのアロマ —174
  - マージョラム —176
  - ラベンダー —180
  - クロモジ —184
  - ベンゾイン —186
  - ミルラ —188
- ●マゼンタのアロマ —190
  - グレープフルーツ —192
  - ネロリ —196
  - フランキンセンス —200
  - フェンネル —204
  - マートル —206
  - ローズウッド —208
- 色とアロマの関わりについてのQ&A —210

Chapter 3
色が教えてくれるあなたに必要なセルフケア！
悩み別アロマレシピ88

色はあなたにぴったりの
アロマレシピを教えてくれる！ —212
- 1：芳香浴 —213
- 2：アロマバス —214
- 3：香水 —215
- 4：アロマスプレー —216
- 5：マッサージ —217

●Recipe for Red
- すぐにイライラしてしまいがち —220
- 地に足がついていない —222
- 燃え尽きて気力を失ってしまった —223
- 怒りがくすぶっている —224
- セクシーな気分をもりあげたい —225

●Recipe for Pink
- 自分にやさしくなりたい —226
- 恋愛体質になりたい —228
- 人に振り回されないようになりたい —229
- 失恋から立ち直りたい —230
- 幸福感にひたりたい —231

●Recipe for Orange
- チャレンジ精神を失ってしまった —232
- なにかに依存してしまいがち —234
- 過去のショックやトラウマを手放したい —235
- ひとつのことに集中できない —236

華やかで楽しい気分になりたい——237

● Recipe for Yellow

不安や緊張を解きほぐしたい——238
あせりを感じる——————240
パニックに陥ってしまった———241
不平不満ばかり口にしてしまう—242
軽やかで
　明るい気持ちになりたい———243

● Recipe for Green

自分のペースが保てない————244
他人のことがうらやましく思える—246
優柔不断になりがち—————247
自分の本当の
　気持ちがわからない—————248
森林浴気分でリフレッシュしたい—249

● Recipe for Blue

ゆううつな気分から抜け出せない—250
自信がなくあきらめてしまう——252
記憶力がダウンしている————253

素直に感情を表現できない———254
直感を活性化したい——————255

● Recipe for Violet

ひとりで悩み考えすぎてしまう—256
情緒不安定で気分にむらがある—258
喪失感や
　悲しみから抜け出せない———259
自分に起こる
　変化に順応できない—————260
ミステリアスな
　ムードを演出したい—————261

● Recipe for Magenta

期待どおりにならず
　失望感が強い————————262
細かいことにこだわりすぎる——264
自分を責めてしまいがち————265
夢中になりすぎて
　まわりが見えない——————266
瞑想にひたりたい——————267

精油さくいん————————268　　おすすめのアロマブランド&ショップ—270

アロマテラピーをはじめる前に、必ずお読みください

アロマテラピーは、医療行為ではありません。また、精油は医薬品ではありません。
精油を取り扱う際は、注意事項をよく読み、正しくご使用いただけますようお願いいたします。
妊娠中の方、重い病気の方など健康上気になることがある方は、医療機関の医師や専門家にご相談の上、安全に精油をお使いください。
また、精油は引火の可能性があるので、火気に注意して使用してください。精油の付着した布類を乾燥機に入れると、発火する恐れもあります。
本書の著者ならびに出版社は、本書で紹介したアロマテラピーの実践や精油の使用によって生じた問題に対する責任を負いません。

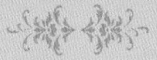

Chapter 1
色のメッセージがあなたの 幸せを連れてくる！
8つの色から自分を見つめ直す 心理テスト

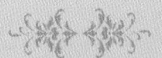

あなたの選ぶ色には
あなた自身があらわれる！

色を使った2つの心理テストを使って
まずはあなた自身を深く分析してみましょう。

カラーセラピーは色による自分探し

　自分の好きな色で自分のことがもっと深くわかったら楽しいと思いませんか？

　2層になった美しいカラーボトルを使って、カウンセリングを受けながら自分の内面を探っていく、「オーラソーマ」というカラーセラピーがあります。自分のパーソナリティや感情のパターンなど、自分についてのあらゆることが次々と明らかになっていく、まるで魔法のようなセラピーです。

　宝石のようなボトルたちを目の前にすると、意識の底に眠っていた自分、うすうすそうではないかと思っていたこと、答えはなんとなく出ていたけれど背中を押してほしかったことを、色が解き明かしてくれるのです。

チャクラ理論と色彩心理学の組み合わせ

　読者のみなさんの前に、オーラソーマのボトルを今すぐ並べて見せることは難しいでしょう。そこで本書では、カラーセラピーを支えている**チャクラ理論**という考え方を使います。

　チャクラ理論では、人間の身体には、「チャクラ」と呼ばれる7

つのエネルギーセンターがあり、それらはちょうどテレビやラジオの周波数のように、それぞれ固有の波動を持っていると考えます。そして、色もまたそれぞれ波動を持っていて、各チャクラの波動に合致しているとされます。つまり、**あなたが選んだ色には、対応するチャクラのエネルギーにもとづく意味（＝テーマ）がある**と考えるのです。

　一方で、心理学の世界では、数千、数万ものケーススタディを積み重ね、人のパーソナリティの傾向を分類して分析します。分析に「色」というツールを使う心理学を**色彩心理学**といい、その成果はファッションや広告、デザインの世界に応用されています。

　この章では、チャクラ理論と色彩心理学を融合した心理テストにより、あなた自身を深く探っていきます。本を読み進めながら、色を通して本当のあなた自身を知る喜びを味わってみてください。

2つの心理テストで探るあなたのテーマカラー

　それでは実際に、自分がどんなテーマカラーをもっているのか、2つの方法でチェックしてみましょう。

　まずは、**右脳を使った直感によるチェック**。色見本を参考に、自分だけの部屋のカーテンとソファの色をそれぞれ選びます。

　次に、**左脳を使った心理分析によるチェック**。あなたの性格や考え方、行動パターンにあてはまる項目にチェックしていきます。

心理テスト1　**直感テスト**

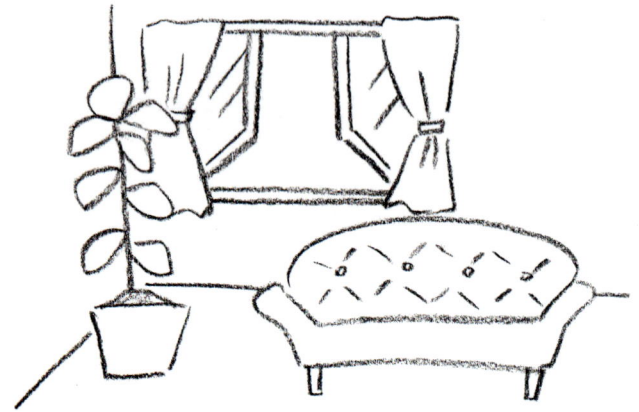

あなたは今、イラストのような部屋にいます。そこは、あなただけが自由にくつろぐことができる空間です。さて、その部屋にふさわしいカーテンとソファの色はどんな色でしょうか。下の8色の中から、あなたの直感でそれぞれ決めてください。カーテンとソファは同じ色でもかまいません。

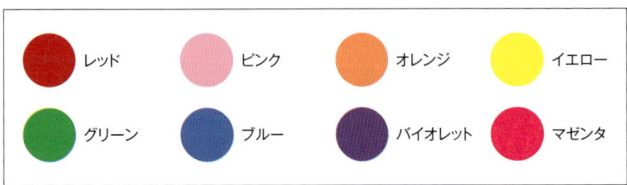

次の点を心にとめて色を選びましょう

＊必ず8色の中から
　選んでください

見本よりもう少し薄い色、濃い色がいいなと思った場合も、結果には違いがありませんので、8色の中からイメージに近いものを選んでください。

＊あまり頭で
　考えすぎないでください

「こんな色のソファは実際には売っていない」などと思わないで、自分が座ってみたい、飾ってみたいと思う感覚を大切にして選んでください。

＊ホワイト、ブラック以外を
　選んでください

ホワイトはまっさらな自分になって再出発したい時に、ブラックは自分の内面と向き合い、整理する必要がある時に惹かれる傾向がある色。今はその色が必要かもしれませんが、本来のあなたはなにかほかの色をテーマとして生まれてきています。第二候補という感覚でかまわないので、この8色から選んでみてください。

＊答えはいつも
　同じではありません

このテストは、いつ行っても同じ色を選ぶとは限りません。常に同じ色を選ぶ場合は、それがまさにあなた自身を表すテーマカラーといえますが、気分によって色が変わる場合は、現在のあなたが必要としている色(テーマ)という感覚でとらえてください。

	カーテンの色	ソファの色
選んだ色：	_____	_____

　次のページの心理分析テストとあわせて行うことで、より多角的にあなた自身を知ることができます。

　選んだ色にどのようなメッセージがあるのかを知りたい人は、ここでいったん、P.20からの解説を読んでもかまいません。

心理テスト2 # 心理分析テスト

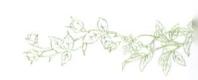

8つのカラータイプごとに、20項目ずつチェック項目があります。自分にあてはまると思った項目にチェックをして、その数をタイプごとに集計してください。

レッドタイプ　　　　チェックの数　　　　個

- [ ] 体力はある方だと思う
- [ ] 家族とのつながりは何より大切だと思う
- [ ] 人情家だとよく人から言われる
- [ ] どちらかというと親分肌、姉御肌だ
- [ ] 自分のお店や会社を持つことが夢である
- [ ] 短気で怒りっぽいところがある
- [ ] 人に頼ることが苦手で、自分で仕切る方が楽
- [ ] 負けず嫌いで、敵がいた方が燃えるタイプ
- [ ] 欲しいものがあるとローンを組んででも買いたい
- [ ] もし1000万円あったら会社を作るか家を買いたい
- [ ] 恋愛では自分から仕掛けていくタイプ
- [ ] 人から指図されるのが嫌い
- [ ] 考えるより先に行動していることが多い
- [ ] 営業や販売など、実績が給与に反映される仕事が好き
- [ ] 結婚相手は学歴、収入、家族構成などの条件重視で選びたい
- [ ] 結局のところ、ひとりで生きていける自信はある
- [ ] スケジュール帳はほぼ毎日埋まっている
- [ ] 自己主張の強いところがある
- [ ] 他人の欠点や弱点をすぐに見抜いてしまう
- [ ] ロマンティックで優雅なものにはあまり興味がない

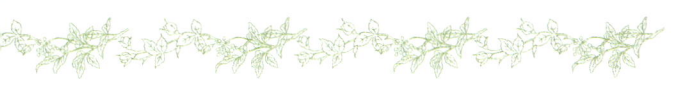

全体の解説はP.20、
カラータイプごとの解説はP.22以降をご覧ください。

ピンクタイプ　　　チェックの数　　　　個

- [ ] 人には常にやさしくありたいと思う
- [ ] 人からよく道を聞かれる
- [ ] かわいらしいアイテムが大好き
- [ ] ごはんのおかずよりスイーツに目がない
- [ ] 人に愛されることが人生で一番幸せなことだと思う
- [ ] 家庭の外で仕事をするより家事、育児の方が向いていると思う
- [ ] 女性はやっぱり外見が大切だと思う
- [ ] ペットを飼っている（あるいは飼いたい）
- [ ] 大きなことは自分でなかなか決められない
- [ ] 接客、サービス業など人と接する仕事が好き
- [ ] 恋愛では、相手から誘われるのを待つタイプ
- [ ] 恋愛では、相手に振り回されることが多い
- [ ] 女系家族で育ったか、女子高、女子大出身
- [ ] よくも悪くも母親を意識することが多い
- [ ] ひとり暮らしをしてみたいとあまり思わない
- [ ] お年寄りや子供の相手をするのが得意
- [ ] 愛情があれば結婚相手の条件にはこだわらない
- [ ] 夢見がちだと人に思われているかもしれない
- [ ] ひとりきりで現実を生きていくのは大変だと思う
- [ ] 自他ともに認める「甘え上手」で年上にモテると思う

心理テスト2　**心理分析テスト**

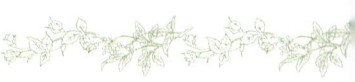

全体の解説はP.20、
カラータイプごとの解説はP.22以降をご覧ください。

オレンジタイプ　　チェックの数　　　　個

- [ ] 楽しいこと、にぎやかなことが大好き
- [ ] 物事をあまりシリアスに考えないタイプだ
- [ ] 同僚や友人とすごすのが好きで、ひとりだと時間をもてあます
- [ ] 何かに興味を持つと、とことんはまってしまう
- [ ] 社交的で人をもてなすのも得意
- [ ] 自分のおしゃれのセンスはなかなかのものだと思う
- [ ] チームで目的を達成することが好き
- [ ] かなりの食いしん坊だと思う
- [ ] 携帯電話がないと生きていけないと思う
- [ ] 人に楽しみやわくわく感を与える仕事が好き
- [ ] 恋愛は期間が短くてもいろいろな人と楽しみたい
- [ ] 人から格好いいと思われるような仕事や趣味をもちたい
- [ ] 過去のショックやトラウマをひきずっているかもしれない
- [ ] どちらかというと、自分の人生の暗い側面を直視するのは苦手
- [ ] ポジティブ思考だとよく人からいわれる
- [ ] 陽気だがちょっと子供っぽいところもあると思う
- [ ] 未来は常に明るいものだと思っている
- [ ] ひとつのことに集中するよりも、次々と関心が移っていく
- [ ] 結婚相手にもどうしても容姿やブランドを求めてしまう
- [ ] 人は助け合って生きていくものだと思っている

Chapter 1　色のメッセージがあなたの幸せを連れてくる！

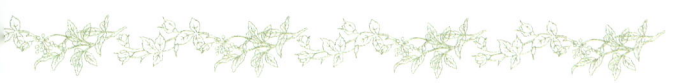

全体の解説はP.20、
カラータイプごとの解説はP.22以降をご覧ください。

イエロータイプ　　チェックの数　　　　個

- □ 人に何かを教えるのが得意
- □ 話し上手でユーモアのセンスもある方だと思う
- □ 学生時代の成績はかなり優秀だった
- □ 社会人になっても何かを学ぶことに喜びを感じる
- □ 一緒にいて楽しい人だとまわりから思われている
- □ 資格取得など、何か目標を決めてそれを目指すのが好き
- □ ○○ちゃんのママ、などと呼ばれるのは避けたい
- □ 自分らしさにこだわっていると思う
- □ 団体ツアー旅行より個人旅行の方が好き
- □ 恋愛は知的好奇心を満たしてくれる相手が理想
- □ 趣味をきわめてとうとう仕事にしてしまった
- □ 自分にはラッキーなことが多いと思う
- □ 自信があるようふるまうが内心は不安でいっぱいなことがある
- □ 自分が吸収したものを人に伝えていく仕事が好き
- □ ついネガティブな妄想が広がり、取り越し苦労をしがち
- □ 悪気なくストレートなものの言い方をしてしまう
- □ 結婚は無理してしなくてもよいと思っている
- □ 自分のライフスタイル優先を大事にするDINKSや別居婚もあり
- □ 結局自分が一番かわいいのかも、と思う
- □ さまざまなセラピーに興味があったり試したりしている

心理テスト2　心理分析テスト

全体の解説はP.20、
カラータイプごとの解説はP.22以降をご覧ください。

グリーンタイプ　　チェックの数　　　　個

- [ ] 人からよく相談を持ちかけられる
- [ ] 自分と違う考えの人にも共感できる
- [ ] 温厚で協調性のある人だとよく言われる
- [ ] 人前で怒りをあらわにしたことがほとんどない
- [ ] 人生は穏やかで安定しているのがいいと思う
- [ ] 仕事でも趣味でもあまり人から注目されたことはない
- [ ] 仕事より家庭を優先するタイプだ
- [ ] 時々、自分の本音がわからなくなる
- [ ] できれば自分以外の誰かが決断してほしい
- [ ] 食事や飲み物のメニューをなかなか決められない
- [ ] 他人の人生がうらやましくなることがある
- [ ] 自分のペースを保ちたいが実際は難しい
- [ ] 恋愛にはときめきより安らぎを求める
- [ ] エネルギーを消耗することを無理にしようと思わない
- [ ] 自然や植物のある環境が好き
- [ ] 自分はたいして取り柄のない人間だと思っている
- [ ] 何かの刺激がないと新しいことを始めない
- [ ] 結婚は人生における安定した居場所を与えるものだ
- [ ] ラブラブの夫婦より友達夫婦が理想だ
- [ ] 生まれ変わったら華やかな人生を送ってみたい

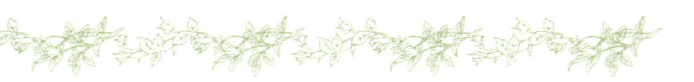

全体の解説はP.20、
カラータイプごとの解説はP.22以降をご覧ください。

ブルータイプ　　　　チェックの数　　　　　個

- □ 人と会う時は主に聞き役になることが多い
- □ いやなことをいやと言えないタイプだ
- □ 人や社会のために自分は何ができるか考えている
- □ 本を読むのが好き
- □ 人と会うとたまに疲れることがある
- □ 人がよすぎる性格につけこまれている気がする
- □ ひとりで静かにすごす時間が自分には必要だ
- □ 自分は平和主義者だと思うことがある
- □ 人はひとりで生まれ、ひとりで死んでいくものだと思う
- □ どこかでいつも冷静に判断している自分がいる
- □ 恋愛は感情よりも相手の性格や価値観を重視する
- □ 体力があまりなく、代謝も悪い方だと思う
- □ 海や空をながめていると心が落ち着く
- □ 人間関係にわずらわされるのは面倒だと思う
- □ まじめで責任感が強い方だと思う
- □ いらないはずの紙袋や洋服を捨てられない
- □ 自分の感情を表現するのが苦手な方だ
- □ 結婚相手には対等なパートナーシップを求める
- □ 他人のしていることを静かに観察するのが得意だ
- □ 問題が起きたら自分で熟考し、解決したい方だ

心理テスト2　**心理分析テスト**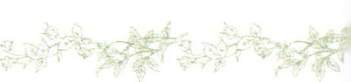

全体の解説はP.20、
カラータイプごとの解説はP.22以降をご覧ください。

バイオレットタイプ　　チェックの数　　　　個

- [ ] 人から変わっていると言われたことがある
- [ ] 音楽やアートの世界に興味がある
- [ ] 自分の性格は複雑だと思う
- [ ] 感受性が強く、傷つきやすくなってしまうことがある
- [ ] 自分を本当に理解してくれる人は少ないと思う
- [ ] 情熱的、行動的な一面と、理性的で物静かな一面の両方がある
- [ ] かなわぬ恋や障害の多い恋にあこがれてしまう
- [ ] 人から気分屋だと言われることがある
- [ ] 優美でエレガントなものが好き
- [ ] 奉仕の気持ちや慈悲心は深いほうだと思う
- [ ] 占いが好きなほうだ
- [ ] 先の見えない恋でものめりこんでしまう方だ
- [ ] プライドが高い方だと思う
- [ ] 落ち込むと自分を悲劇の主人公のように感じる
- [ ] 意識していない相手から言い寄られたりすることがある
- [ ] 秘密主義の傾向がある
- [ ] 自分の感情をコントロールするのが難しいことがある
- [ ] 自分が誰かの役割を演じていると思う時がある
- [ ] 結婚しても、いつまでも夢やロマンを追い求めたい
- [ ] 現実がつらいと逃避願望があらわれることがある

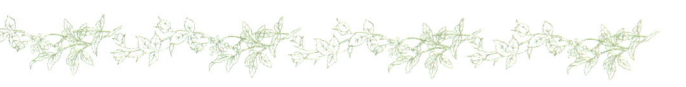

全体の解説はP.20、
カラータイプごとの解説はP.22以降をご覧ください。

マゼンタタイプ　　チェックの数　　　　個

- □ 人の役に立ちたい思いが強い
- □ 他人に配慮しすぎて自分のことは後回しになりがちだ
- □ 感謝されることが一番の喜びである
- □ 何かに夢中になるとついまわりが見えなくなってしまう
- □ 日常のちょっとした風景に美しさを感じる
- □ 自分が持っているものより足りないものに意識が向きやすい
- □ 仕事にもプライベートにも完璧を求めがちだ
- □ 物質的にも精神的にも豊かな人生を送りたい
- □ 気配りができていつもきちんとした人と思われている
- □ 恋愛では見返りを求めず相手に尽くすタイプである
- □ 好きな人の世話をやきすぎて相手を骨抜きにしてしまうことがある
- □ 美意識は高い方だと思う
- □ 神様や天使など目に見えない存在を信じられる
- □ 困っている人を見ると放っておけない
- □ 他人にとって必要な存在でありたいと強く思う
- □ たまに、他人に利用されて犠牲者になったような気がする
- □ 世話女房タイプなので、結婚相手が亭主関白でもかまわない
- □ 家事も仕事も趣味も完璧にこなす自信がある
- □ 人を世話すること以外に自分の時間をうまく使えない
- □ ボランティアや奉仕活動に興味がある

色が投げかけてくるメッセージに耳を傾けよう

2つの心理テストの結果に示された色には
あなたに役立つさまざまなヒントが隠されています。

直感テストの結果からわかること

　右脳を使った直感テストからは、今のあなたが一番必要としている色がわかります。

　外からよく見えるカーテンの色は、あなたの顕在意識、つまりあなたが自分自身で認識している自分を表す色、外に向かって自分を表現する時のテーマとなる色です。人からこう思われやすいという側面も表しています。

　部屋の外からは覗くことのできないリラックス空間の象徴であるソファの色は、あなたの潜在意識、つまり深層心理が求めている色です。家族やごく親しい関係の人にだけ見せている自分かもしれませんし、自分でまだよくわかっていない、日常生活ではあまり表現されていない側面かもしれません。それは、周囲の環境に影響されることなく、あなたの内側で輝き続けている色なのです。

　あなたの顕在意識と潜在意識がそれぞれ必要としている色がなにを表しているのか、P.22以降の解説を読んで、その色が象徴するテーマを受けとりましょう。

　また、今のあなたが必要としている色を、日常生活に取り入れ

てみましょう。より満たされた気持ちで日々を送ることができます。

顕在意識が求める色は、外出時のファッションやメイクに、潜在意識が求める色は、プライベートをすごす部屋のインテリアに取り入れてみましょう。

ただし、求める色は変わることがあります。色を取り入れるのは、取り替えのきく小さめのアイテム（化粧ポーチや携帯ストラップ、傘、歯ブラシ、クッションカバー、花など）に取り入れるのがおすすめです。

心理分析テストの結果からわかること

左脳を使った心理分析テストからは、あなたのパーソナリティのタイプを表す色がわかります。

チェックの数が多かったタイプの色は、あなたのパーソナリティを反映している可能性が高いといえます。P.22以降の解説を読んで、その色が象徴するあなたのパーソナリティとテーマを受けとりましょう。そこにはきっと、役立つヒントがあるはずです。

また、**あなたのパーソナリティを表す色は、長く使うものや比較的広い面積のインテリアなどに取り入れるのがおすすめ**です。カーテンやベッドカバー、洋服などを選びましょう。

カラータイプごとの解説は次のページへ。

● レッド→P.22へ　● ピンク→P.24へ　● オレンジ→P.26へ

● イエロー→P.28へ　● グリーン→P.30へ　● ブルー→P.32へ

● バイオレット→P.34へ　● マゼンタ→P.36へ

21

色のメッセージ
レッド

> ベースチャクラ：
> 肉体に必要な生命エネルギーをつかさどる

生命力にあふれた大地のエネルギー

テーマ：目覚める感覚、力強さと自己犠牲

　レッドが私たちに与えてくれる一番大きなメッセージは、「目覚める感覚」です。実際にこの色をじっと見ていると、脳細胞がぱちぱちと目覚めて意識がはっきりしてくる感覚がありませんか？ レッドはなにかに目覚め、行動していくエネルギーを表すのです。なにかに反応するとか、反発するのではなく、自ら気づき、立ちあがり、自分の意志でしっかりと地に足をつけて行動していくというような、自分の内側から新しいものが目覚めてくる力強いエネルギーの流れなのです。

　レッドは、命の象徴である血の色でもあります。生きるためになくてはならないもので、赤ちゃんが生まれて最初に見る色も、自分を包み込んでいる血の色です。赤ちゃんはこの世に生まれた瞬間から、お腹の中で守られることなく、生きていくために泣いたり叫んだり、自分で行動しなくてはなりません。その行動を促すためのサイン、それがレッドという色で示されているのかもしれません。また、キャンドルの炎もレッドのエネルギーを象徴するものです。見る人にあたたかさや純粋な気持ちを与えてくれますが、触れたら熱くてやけどしてしまいます。そして、キャンドルは自分をすり減らしながら燃え、いつかは燃え尽きてしまうという自己犠牲のイメージも持っています。レッドとは、そうした明るさ、あたたかさ、危うさなどの感覚を秘めた色なのです。

パーソナリティー：エネルギッシュで愛情深い行動派

　レッドを選ぶ人は、行動力、集中力、体力にあふれています。思い立ったら即行動に移し、仕事や交渉もエネルギッシュにこなします。また、リーダーシップが強いため、義理人情に厚く面倒見もよく、親分肌・姐御肌としてまわりから頼りにされる傾向も。不安にとらわれて慎重になることもなく、常にダイナミックでありながらしっかり現実に根ざした考え方をするので、短期間でなにかを形にしていく才能にも長けています。

　また、なにかを守るために自分を犠牲にできる愛情深さも持っており、逆境になればなるほど燃えるといった勇気とサバイバル精神を携えた人でもあります。上下関係を重んじる体育会系に、レッドを選ぶ人が多いのも特徴的です。

傾向：炎のような情熱と攻撃性

　人に勇気やエネルギーを与える、炎のような情熱を持っています。その反面、自分の情熱が相手に受け入れられなかった時や誤解された時、「こんなにしてあげてるのに、なんでわかってくれないの！」と怒りや不満の感情が湧きあがってきます。この奥には、自分がうれしいことは同じように相手もうれしいはずだ、という思い込みがあります。さらに、感情を内側にためておくこと自体にもフラストレーションを感じるため、相手を攻撃するという行動に出てしまうことが多いのです。

　レッドタイプの人は、自分の思い込みを手放して、相手の感じ方を尊重すること、そして相手からの見返りを期待せずに情熱を注いでいくことを、心がけるとよいのかもしれません。

色のメッセージ
ピンク

> ハートチャクラ：
> 感受性を高める愛と美をつかさどる

愛とやさしさに満ちた女性的なエネルギー

テーマ：無条件の愛、包み込むやさしさ

　ピンクは、「無条件の愛」のエネルギーを持った色です。無条件の愛とは、母が子どもに注ぐような、見返りを求めず、ありのままを受け入れる愛です。ピンクはレッドに光があたり、より意識が強まった色ともいわれ、レッドの情熱的な愛が穏やかに包み込むことができる愛に進化したものです。奪う愛ではなく与える愛、自分の損得は関係なしに相手を思いやれる愛、思いどおりにならない状況や相手もありのまま受けとめられる愛、自分の欠点や嫌いなところをひっくるめて自分という存在を受け入れることができる愛……そんな種類の愛です。

　ピンクは、ほかのどんな色よりもやさしくてあたたかい色です。たとえば、お菓子の色。ふわふわのマシュマロやケーキなどに使われるピンク色は、かわいくて見ているだけでうれしい気持ちになりませんか？　また、ピンクは子宮の色でもあります。新しい命の源を受け入れ、はぐくんで、見守っていく、あたたかな女性らしさを象徴しています。そして、花の色にもピンクは多くあります。たとえば、華やかで可憐なバラの花や、繊細な美しさと強さを秘めた桜の花……。

　ピンクは愛、やさしさ、美しさを感じさせる色。だからこそ、この殺伐とした現実社会に咲く一輪の花のように人をほっとさせ、包み込んでくれるのかもしれません。

パーソナリティー：愛にあふれる豊かな包容力と受容性の持ち主

　ピンクを選ぶ人は、女性的な魅力にあふれています。やさしくほがらかで人あたりもよく、笑顔がまわりの人をほっとさせるのです。素直で無邪気で世話好きで、ちょっとした気配りも得意。甘えん坊でさみしがりやなため、ひとりでいるよりも人と一緒になにかを楽しむことが好きな傾向があります。いくつになってもかわいいもの、女の子らしいものが大好きで、実用性よりは見た目やデザインのかわいさで物を選ぶことが多いかもしれません。感受性が強いタイプなので、五感にひびくような癒しアイテムも好きなはず。

　また、人生では愛が大きなテーマであり、まわりの人にたくさんの愛を与えることができる人です。

傾向：繊細さゆえの愛に対する不安

　愛とやさしさにあふれた繊細な人です。その分、愛への欲求が人一倍強いため、愛に対する不安と傷つきやすさを抱えてしまいがち。自分の感情よりも相手の感情にフォーカスして、相手が自分をどう思っているのかが気になり、いやなことをがまんしてでも相手に合わせる態度をとってしまったり、必要以上に相手の愛情を確認したがったりします。心の奥で常に「私は愛される価値があるのだろうか」という不安にとらわれてしまうのです。その原因として、心の中に自信のなさやコンプレックスがあるのかもしれません。まず自分をありのまま受け入れ愛して、自分の感情を大切にしてあげましょう。

色のメッセージ
オレンジ

> 仙骨チャクラ：
> 豊かな感覚と情欲をつかさどる

喜びとバイタリティーをもたらすエネルギー

テーマ：つながり合う喜びと安心感

　オレンジは、「バラバラになったものを再びつなげる」というメッセージを強く持った色です。私たちの肉体に一番近いところををぐるりと取り巻いている電磁場（オーラのようなもの）は、オレンジ色をしているといわれます。この電磁場は、私たちがショックやトラウマを体験することで、歪んだり崩れてバラバラになってしまったりと、非常に外からの影響を受けやすいところでもあります。バラバラになった電磁場をそのままにしておくと、いつまでも過去の苦い記憶から自分を救い出すことができず、人生に喜びを見いだせなくなったり、今の自分に自信が持てず、まわりの人や状況に依存する傾向が強まります。そんな時オレンジのエネルギーは、バラバラになってしまったものを魔法のようにつなぎあわせて、もう一度自分の内側にあるはずの喜びの感情につなげてくれるのです。それはまるで、夕日にすっぽり染められた時に湧きあがる、喜びと安心感に似ているかもしれません。

　オレンジ色は生き生きとした喜びの色、楽しい満たされた気分を象徴する色です。果物の色、トマトソースの色、屋台が並ぶお祭りのちょうちんの色、それに飲食店の看板やトレードマークの色……。また、夕日のオレンジ色は、まぶしい太陽が沈み、暗い夜へと向かう束の間の心地よい時間に、今をせいいっぱい楽しみなさいというメッセージを送っているようです。

パーソナリティー：明るい知性とチャレンジ精神の持ち主

　オレンジを選ぶ人は、知性とバイタリティーにあふれています。陽気で開放的、社交的で、人とすごすのが大好きです。人生は楽しくあるもの、というポリシーがあり、次から次へと楽しいことを見つけたり、ほかの人を喜ばせたりもてなしたりすることが得意です。おしゃれで華やかなことも好きで、持ち物などにもこだわるタイプが多いようです。

　スポーツでも勉強でも向上心が強いので、さらに上を目指して努力しつつ、その場をきっかけとして人脈も広げていく才能を持っています。苦しい時でも将来を楽観的に考えられる人で、その明るさがまわりの人たちを元気づけていくのです。また、多くのアイディアを創造し、楽しい計画をどんどん実行に移す行動力も兼ね備えています。

傾向：ポジティブ思考の裏にある依存心と快楽主義

　快活で明るいエネルギーに満ちあふれています。ところが人生に楽しみを求めるあまり、現実に存在するつらさ、苦しさ、暗さ、いやな部分などを、極力見たくないと考える傾向があります。ですから深く考えることよりも、まわりの人や物を相手に楽しむことで、現実から逃れようとしてしまうのです。ひとりでネガティブなことを考えるくらいなら誰かと一緒にいたい、なにかをしていたい……そういう思いが強まると、常に誰かあるいはなにかとつながっていないと不安になるという、依存状態に陥ります。解決策は、自分の外側の、人や物にはありません。まずは自分の内側を、恐くても深くのぞいてみる必要があるでしょう。

色のメッセージ
イエロー

> 太陽神経叢チャクラ：
> 意思と欲求をつかさどる

輝きをもたらす、知性と自己確立のエネルギー

テーマ：あたたかな光で照らす明確な自己

　イエローは、「明確な自己認識」というメッセージを持った色です。自分という人間、自分個人の意志というものに光をあてるのです。イエローの持つ波動は、人の身体の中で自我・エゴ・自意識といったものが生まれる場所と合致します。自分というひとりの人間がなにを考え、感じ、欲するのかということを、より明晰に客観的に見せてくれます。自分自身を見いだすまでは、不安と混乱を感じるはずですが、自分を知り、自分ならではの才能をのばし、自分にとって心地よい生き方を模索することが、本当の幸せをつかむためには必要です。自分にきちんと光をあてることができた時、内側に眠っていた太陽が輝いて、今度は人や社会のために光を与える存在になれるのかもしれません。

　イエローは、あたたかな光を象徴する色です。光は生命の象徴でもあり、人も動物も植物も、光がないと生きていくことができません。夜は恐い森の中でも、そこに光がさすと木もれ陽の中をリラックスしてお散歩できますし、長いトンネルの先に光が見えた時には、思わずほっとします。けれどそれは、闇があったからこそ、光を感じられたのかもしれません。希望も不安もすべてを明らかにする光……光が照らし出すのは、心の中にひそむあなたのどんな姿でしょうか？　自分自身の見たくなかった側面をも照らすことで、新たな自分に気づくのかもしれません。

パーソナリティー：知的で明晰、確立された自我

　イエローを選ぶ人は、知的で頭の回転が早いという特徴を持ちます。話し上手で、機知に富み、ユーモアのセンスも抜群。さまざまな情報や人脈を持ち、それを必要とする人がいれば間を取り持つことをいとわないので、まわりから感謝され、一目置かれる存在になっているはず。

　また、常に前向きな考え方で、友人の相談相手となり、背中を押すことも得意。感情的に同情するよりは、客観的にわかりやすく問題の解決策を示し、状況の中にひそむプラスの要素を見いだして、人をリラックスさせることが上手です。自我が発達しており、「みんながそうしているから」という理由で動くことのない、いい意味での「自分流」を持っている人でもあります。

傾向：知性に縛られた不安感と猜疑心

　輝くような知性と明晰さにあふれています。一方、知的なだけに考えすぎる傾向があり、問題が起こることを恐れ、必要以上に用心深くなり、不安感におそわれてしまいます。自分らしくいられない時に緊張や不安を感じたり、情報を処理しきれない事態にパニックになったりする傾向も。人をリラックスさせるのは得意なのに、自分自身はリラックスするのが苦手で、自己防衛のために疑心暗鬼や被害妄想に陥ってしまうのです。

　イエロータイプの人がこの不安感にうち勝つには、「不安でパニックになっている自分」を客観的に見て、笑えるくらいの余裕を持つことが大切です。目に見える姿勢や表情だけではなく、身体の内側にある緊張をほぐす必要があるのです。

色のメッセージ
グリーン

> ハートチャクラ：
> 心身のバランスと調和をつかさどる

調和とバランスをもたらす、再生のエネルギー

テーマ：中心軸を持った調和とバランス

　グリーンが私たちに与えてくれる一番大きなメッセージは、「バランス感覚」です。虹の7色を思い浮かべてみると、グリーンはちょうど真ん中に位置し、暖色とも寒色とも調和しています。またグリーンは、胸のエリアのハートの波動と一致する色でもあります。そしてそのハートの中には、真実の感情が眠っています。心で本当に感じていることは、頭で「こうあるべき」と考えていることと一致するとは限りません。思考と感情のバランスをとって、心から望み喜びを感じることを、まわりの反応にこだわらず素直に表現していくことが、グリーンの大きなテーマです。

　また、他人との関わりの中で共感し調和する一方で、自分と他人との境界線を引いた上で物事を客観的に見ることもバランスです。他人の考えや価値観、状況と、自分のそれとは必ずしも一致しないことを自覚して、自分の軸を持っておくことが大切です。他人と比較して劣等感を持ったり、自分を見失ったりする必要はないのです。

　自然の中にあるグリーンは、人の心をなごませてくれます。あるがままの状況を受け入れて、環境に適応しながら何千年と命を刻み続けていくような、静かだけれど着実なエネルギーを持っています。そしてまた、冬にすべての葉を落としても春には満開の花を咲かせるような、浄化と再生のパワーを秘めているのです。

パーソナリティー：他人への共感と調和、あたたかな存在感

　グリーンを選ぶ人は温厚で辛抱強く偏見がなく、まわりとの調和を大切にします。夏の日の木陰のように、一緒にいる人に心地よい時間とスペースを与えることができる人です。さまざまなタイプの人と自然に仲良くやっていける才能を持っているため、対立する人同士の中和剤のような役割をはたします。人の悪口や怒りなど、ネガティブな感情を表に出すことはまずありません。

　また、いろいろな考えや価値観に客観的に耳を傾けることができますから、自分と違う考えであっても相手に共感し、相手を尊重し、肯定する姿勢を持っています。約束は守る、仕事はまじめに取り組む、言うこととすることに矛盾がない、そんな誠実な人でもあります。

傾向：他人に影響されることで生じる迷い

　人の話を深く聞き、受け入れ、共感できる人です。そんなグリーンタイプの人をおそう感情は、嫉妬や羨望です。嫉妬が生まれる原因は、他人と自分を同一化してしまう傾向、つまり他人の感情や状況に必要以上に関心を持ち、反応することにあります。自分には自分の個性や生き方があるのに、自分にないものを持っている人がうらやましくなったり、自分も人と同じものがほしくなったりします。

　他人のことよりも自分自身に意識を向け、自分に与えられている時間やスペースがどんなにすばらしいものかに気づきましょう。他人と自分は違うのだと意識して、自分のことをもっと客観的に見られるようになるとよいのかもしれません。

色のメッセージ
ブルー

> のどチャクラ：
> コミュニケーションをつかさどる

静けさと穏やかさをもたらす、平和のエネルギー

テーマ：人生を信頼し、すべてを受け入れる穏やかさ

　ブルーの持つ一番大きなメッセージは、「信頼の感覚」です。キリスト教での天なる父（神）やインドの神々など、神性はブルーで象徴されることが多く、神への信頼のイメージとブルーという色は、密接につながっています。神への信頼というとピンとこないかもしれませんが、人生においてこの「信頼」を意識することが大きなサポートとなる場面は多いのです。人は誰でも困難な状況に陥ると、自分だけがひどい目にあっていると考えたり、状況を打開しなくてはともがいてしまったりします。けれどそこで、自分はなにか大きな存在に生かされていて、困難は意味があるレッスンなのではないかと思うことができれば、どんなことも自分が成長するチャンスだと考えることもできるでしょう。人生において適切なものが適切なタイミングで与えられると思うことで、今自分にやってこないものを無理に追いかけたり、逆にやってきているものに反発したりすることもなく、楽に人生の流れにのることができるのです。

　ブルーはまた、海の色、空の色、地球の色でもあります。海や空を見ていると、私たち人間の悩みなんてちっぽけだと感じ、心が大きなものに包まれて癒されていきませんか？　ブルーのエネルギーはひたすら穏やかで、すべてがひとつにつながっている、平和の感覚をもたらしてくれます。

パーソナリティー：穏やかに受け入れ、慈しみはぐくむマインド

　ブルーを選ぶ人は、海のように心が広く、あらゆるものを穏やかに受け入れます。いつも落ち着いていて、その判断は冷静で理知的。組織においては、勤勉で責任感が強く、なにごとにも大人の対応ができる人です。聞き上手で、助けを必要としている人に、自然なコミュニケーションの中で背中を押す役割をはたします。

　また、自分に起こる出来事をありのまま受け入れ、あらゆるものを信頼できます。望ましくない状況に腹をたてたり、物事をコントロールしようとしたり、人を疑ったり、無理に白黒をはっきりさせたりはしません。精神性が高く、物質的なことや自分個人の満足よりも、社会の一員として貢献することに興味を持ちます。

傾向：静けさの下で抑圧された、表現されない感情

　雲ひとつない青空のような心を持っているため、雲に象徴される感情を意識することがあまりありません。感情より思考が勝ってしまい、感情が無意識のうちに抑圧されることが多いのです。怒りなどのネガティブな感情を、表現せずに心の奥にためてしまうため、ブルーな気分、憂鬱さや落ち込みの感覚を抱きやすいタイプです。場の空気を乱すことを嫌う上、思ったことを適切な言葉にしようとするのに時間がかかるため、感情表現が面倒になってしまいがち。人間関係がうまくいかない時にも、相手ときちんと向き合わず、自分の殻に閉じこもってしまう傾向があります。

　ブルータイプの人は、自分自身の生きた感情と、向き合ってみることが大切です。思ったことを率直に表現してこそ、生まれる関係性もあるのですから。

色のメッセージ
バイオレット

> 頭頂チャクラ：
> 直感や霊性をつかさどる

癒しと変容をもたらす、スピリチュアルなエネルギー

テーマ：慈愛に満ちた癒しと変容

　バイオレットが私たちに与えてくれるメッセージは、「ヒーリングと変容の感覚」です。つらい悩みを抱えた時に、思いきって誰かに話を聞いてもらうことで肩の荷がおりて苦しみが洗い流される、そんなカタルシスを経験をしたことはありませんか？　バイオレットのエネルギーはそれに似ています。繊細で弱くなっている自分をありのままに受けとめ、そっと寄り添い、必要な言葉をかけてくれる、そんな慈愛に満ちたエネルギーなのです。悲しみや喪失感で人生に失望を抱いた時、バイオレットはなぐさめと穏やかな休息を与えてくれるでしょう。

　つらい思いをしている時、それを人や社会のせいにして自分を省みないうちは、再生の道は開けません。自分の見たくない部分に向き合い、どこをどう変えていけばよいかを考えましょう。そこでしっかり成長できた人だけが生まれ変わり、今度は前とまったく違うものを新たに構築し、よりすばらしい人生を歩みはじめることができるのです。バイオレットはその変容の時期を支え、ありのままの自分を見つめる勇気を与え、再生するプロセスをあたたかく見守ってくれるのです。

　バイオレットは、不思議でミステリアスな色。つかみどころがなく、移ろいやすく、すべてがひとつに溶け込んだようでありながら、アンバランスな危うさを内包する、変容のカラーなのです。

パーソナリティー：冷静さと情熱を合わせ持つ、感受性豊かな個性派

　バイオレットを選ぶ人は、ブルーとレッドの両極の個性を合わせ持つ、ミステリアスな魅力のある人。ブルーとレッドは、冷静さと情熱、男性的エネルギーと女性的エネルギー、そして天と地を象徴します。2つの個性が、パーソナリティーにも深みと複雑さをもたらすのです。理想と現実のはざまで葛藤を感じたりもしますが、複雑な自分の内面と向き合う思慮深さがあります。

　また、なにごとも深く掘りさげて洞察するので、困難や逆境の中でもその裏に隠された意味を考え、場合によっては宗教的・哲学的思考によって困難を乗り越える、高い精神性を持っています。感受性豊かで芸術的センスもあり、ロマンチックで心が感動することが大好きなのも特徴です。

傾向：複雑な内面世界と現実との葛藤

　内面の複雑さがミステリアスな魅力と個性を醸し出す、バイオレットタイプの人。その複雑さゆえに自分の世界に意識が向きやすく、現実逃避に陥りがちな側面も。精神的なプライドが高く、自分には「人とは違った特別なもの」があると信じて、それが認められなかったり他人が賞賛されたりすると、自分の価値を否定されたような気持ちになってしまいます。また、人と打ち解けるのが苦手で傷つきやすい傾向もあります。

　あまり深く思いつめず、感受性豊かな自分の複雑さを受け入れ、ほかの人が経験できないような感動や気づきを得られる人生を楽しみましょう。

色のメッセージ
マゼンタ

> 頭頂部のさらに上のチャクラ：
> 精神世界、神聖な愛をつかさどる

すべてを受け入れ包み込む深い愛のエネルギー

テーマ：日常の中にもたらされる神聖な愛

　マゼンタが私たちに与えてくれる一番大きなメッセージは、「神聖な愛と小さなものへの愛」。神聖な愛というのは、私たちに向けて天からふりそそぐ、神のような愛。小さなものへの愛というのは、日常のなにげないこと、たとえばベランダの花が咲いたことや夕日が美しいことなどを、あたたかく見守ることのできる愛。目に見えない愛とつながるには、実は日常の中にある神秘に心をとめられることが必要なのです。日々の生活の中でなにかに気づき、心を動かすことは、より大きな気づきにつながっています。それは、私たちが何か大きな力に守られて生きていること、生きる使命や目的は適切なタイミングで与えられていることに、意識を向けるきっかけともなるのです。

　マゼンタは、ゲーテが「見えざる色」としてその存在を示した色でもあります。プリズムで解析できる色はレッドからバイオレットの範囲とされていますが、バイオレットの外側にマゼンタの存在があり、すべての色を内包しているというわけです。目に見えないけれどすべてを内包した世界を象徴する色、それがマゼンタなのです。目に見えるものばかりに意識がとらわれていると、日常生活の中に愛や美を感じる余裕がなくなります。マゼンタはそんな人の心を癒し、本当に大切なものは目に見えないものであることを教えてくれるのです。

パーソナリティー：細やかな気配りと奉仕の精神

　マゼンタを選ぶ人は、女神のような深い愛情の持ち主。細やかな気配りとあふれるやさしさで、まわりの人を幸せにします。美しいもの、心癒されるものが大好きで、家の中、身のまわり、自分自身の立ち居振る舞いなどに、美的センスをいかんなく発揮します。

　人に尽くすことが好きで、それがどんなに面倒で大変なことでもいといません。物質的な報酬や社会的な評価より、相手に喜ばれたり感謝されたりすることをうれしく思い、見返りを求めず愛をそそぐのです。特定の対象に限らず、自分のまわりの困っている人、助けが必要な人すべてに、愛情を向けます。また、愛・許し・慈悲といった深いテーマを考えられる高い精神性を、実践として行動に移していくタイプです。

傾向：献身のはての怒りやさみしさ

　マゼンタタイプの人をおそう感情は、さみしさと自己憐憫です。愛情深く世話好きであるため、才能ともいうべき直感で、相手の欲求や困っている人の気持ちを手に取るように察知してしまいます。当事者が援助を求めているか否かに関わらず、救いの手を差し伸べずにはいられません。ですが自分のしたことが感謝されないと、傷ついたりさみしさを感じたり、時には激しい怒りにおそわれてしまいます。

　まず自分自身をいたわり、愛することを意識しましょう。自分をいたわりながら、周囲には適切な量だけの愛を与えることができれば、渇いた感覚に陥ることはなくなるはずです。

※眉間チャクラに対応する色にロイヤルブルーがありますが、ブルーと重複する部分が多いため、本書では省略しています。

心理テストの
結果に関するQ&A

Q 心理分析テストでチェックの多い色が複数あります。どれがわたしのパーソナリティを表す色でしょう？

A 心理分析テストで複数の色のチェックが多いという結果は、あなたが複数のパーソナリティを抱えている可能性を示すもの。面倒でも、チェックが多い順に、ひとつひとつの色の解説を確認してください。あなたの役に立つヒントが必ず隠れているでしょう。

Q 直感テストと心理分析テストの結果の色がまるで違うのですが……。

A 直感テストでわかる「今のあなたが一番必要としている色」と、心理分析テストでわかる「パーソナリティを表す色」は、一致することも、しないこともあります。
一致している場合、あなたは何らかの事情でパーソナリティの本質を見失いかけていて、それを取り戻そうとしているのかもしれません。反対に、一致していない場合、あなたはパーソナリティとは違うテーマを見つめようとしている、見つめるべき時にきているのかもしれません。

Chapter 2
色から導かれる あなたを癒すアロマとは？
精油プロフィール 50

色があなたを癒す香りを教えてくれる!

2つの心理テストから導かれた色から
あなたを癒す香りの精油を見つけてみましょう。

香りを用いた自然療法

　好きな香りを嗅いで心がなごんだり、落ち着きを取りもどしたりしたことはありませんか？　そんな**香りの効果を活用した、心と身体をケアするための自然療法、それがアロマテラピー(芳香療法)**です。

　アロマテラピーで用いるのは、精油と呼ばれる、植物の有効成分を凝縮した100%ピュアな香りエキス。その香りを嗅いだり、入浴やマッサージに用いたりすると、香りの成分が身体の外側から内側にはたらきかけ、私たちに深い癒しを与えてくれます。

香りと色の切っても切れない関係

　アロマテラピーに用いる精油はすべて、植物や樹木から抽出されます。精油の香りはわたしたちにさまざまな作用を及ぼしますが、自分に合った香りを選ぼうとするとき、その「色」が大きなヒントになってくれます。

　植物や樹木や花の色はもちろん、精油そのものやハーブティーにした時の色など、植物はそれぞれ色を主張しています。そして、植物が主張する色と香りの作用は、色彩心理学での色のメッセー

40　Chapter 2　色から導かれるあなたを癒すアロマとは？

ジとリンクする傾向があります。具体的には、P.12〜の色彩分析テストでわかった「あなたのパーソナリティを表す色」を参考に、その色を主張する植物の精油を選ぶと、香りが有効にはたらくことが多いのです。

　たとえば、ローマンカモミールの花の色はイエローで、その精油は、心身の緊張をやわらげリラックスさせる作用でよく知られています。一方で、イエロータイプの人の傾向としては、心配性で緊張しやすいといったことがあげられ、まさにローマンカモミールの精油の作用が、必要なサポートとなるのです。

　このように、**植物や精油の持っている色には意味があり、その香りの作用とも関係する**のです。

精油がもつテーマカラー

　本書では、植物がもともともっている色以外にも、精油をその植物のどの部位から抽出されているか、精油の香りからどんなイメージを持つか、チャクラとの関係といった複数の観点から、精油のテーマカラーを導き出しました。テーマカラーは精油によっては1つではなく、2つ以上あることもあります。

　アロマテラピーに用いる精油にはいくつもの種類があり、自分にぴったりの精油を迷わず選ぶのはなかなか難しいもの。そこで、Chapter1でわかった今のあなたに必要な色や、あなたのパーソナリティカラーをテーマとする精油の中から、もっとも心地よいと感じる精油を選んで試してみてください。きっと、より高い癒しの効果を実感できるはずです。

精油の選び方と買い方の基本

精油の種類はいろいろありますので
初めて買う時はどうやって選ぶのか迷ってしまうかも。
自分にぴったりの精油と出会うための
精油の選び方の基本を紹介します。

1：天然の精油を選ぶ

　100％天然の、「精油」あるいは「エッセンシャルオイル」として販売されているものを選びましょう。単に「アロマオイル」として売られているものは、合成のポプリオイルや、植物油ですでに希釈されたマッサージオイルである場合があります。

2：あまり安いものはよく確かめて

　精油は、その種類や希少性により値段が変わります。ハーブ系や柑橘系の香りの一般的なものは、10ml入り2,000～3,000円程度で販売されていますが、花弁から抽出される希少性の高いもの（ローズオットー、ジャスミン、ネロリなど）は、1ml入りで5,000円前後します。低価格のものは、合成の香料が混ぜられていたり、植物油で薄められていたりする可能性があります。高価な精油にはそれだけの理由があるので、安さに反応して粗悪品を買わないように気をつけましょう。

3：信頼できるメーカーのものを

　初心者の方は、アロマテラピー専門店で精油を購入するのがお

すすめです。専門店であれば知識のあるスタッフが必ずいますから、相談しながら自分に一番合った精油を選ぶことが可能です。

4：好きな香りから買いましょう

香りは、自分の本能にはたらきかけてくるもの。自分が好きで、落ち着くと思う香りから選びましょう。精油は薬ではないので、嫌いな香りではその効果もうまく発揮されません。実際に香りを嗅いでみて、好きだと感じるものの中から、自分の心身の状態に特にサポートとなるものを選んでいくとよいと思います。

精油ラベルのチェックポイント
① 「精油」あるいは「エッセンシャルオイル」という表記がありますか？
② 精油名、植物の学名、原産地の記載はありますか？
③ 輸入元や製造元の住所や連絡先は記載されていますか？
④ あらかじめ植物油で希釈されたものではありませんか？
⑤ 成分表などの説明書はついていますか？

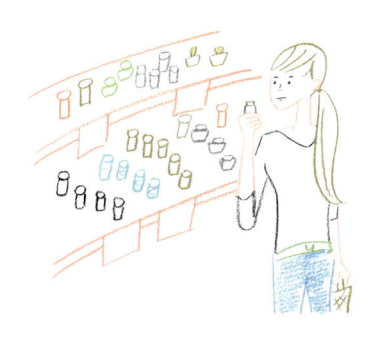

精油の取り扱い方と注意事項

精油は天然の化学成分が高濃度に凝縮されたものなので取扱時には注意すべきことがあります。
安全にアロマテラピーを楽しみましょう。

①原液を飲んだり、直接肌に塗らないように

　精油の原液は、皮膚や体内の粘膜に対して刺激が強すぎます。原液を直接肌につけたり、飲んだりしないようにしましょう。

②火気に注意して使いましょう

　精油は引火する可能性があるので、台所など火の近くで扱わないようにしましょう。

③冷暗所で保管しましょう

　精油は、熱や光、湿気などの影響を受けやすいデリケートなものです。使用後はすぐにキャップを閉めて、直射日光のあたらない涼しい場所に保管しましょう。また、未開封の精油は、2〜3年は成分が劣化しないとされていますが、一度開封した精油は、1年程度で使いきるようにしましょう。

④肌に使う時の注意事項

　精油を身体や顔のお手入れに使う場合は、必ず植物油（キャリアオイル）や精製水などで希釈しましょう。身体に使う場合はおよそ1〜2%濃度に薄めます。顔は身体にくらべて敏感な部分で

すので、0.5％くらいの濃度が望ましいとされています。敏感肌の人はさらに低い濃度にしたほうが安全です。

　精油は1滴0.05mlなので、何滴入れるか計算して使いましょう。希釈濃度の計算方法はP.219を参考にしてください。

　また、精油の成分が、自分の肌に刺激やアレルギー反応を起こさないかためすために、あらかじめパッチテストをしましょう。精油を1～2％に希釈し、腕の内側に適量塗ってから24時間以上放置して、その間に肌が赤くなったりかゆくなったりしないか確認します。肌の異常が出たらすみやかに洗い流し、肌への使用を中止しましょう。

⑤妊婦、乳幼児、持病がある人への注意事項

　精油の作用は大変強いものです。妊娠中の方、3歳未満の乳幼児、高血圧やてんかん発作などの既往症がある方には、マイナスに作用することもあります。精油を使用される場合は、医師に相談の上で、自己責任で使用してください。

⑥注意事項を守りましょう

　たとえば、ベルガモット、レモンなどの精油には、光毒性という作用があり、肌につけた状態で日光にあたると、紫外線と反応して炎症を起こす場合があります。精油に添付された使用説明書をよく読み、注意事項を守って利用してください。

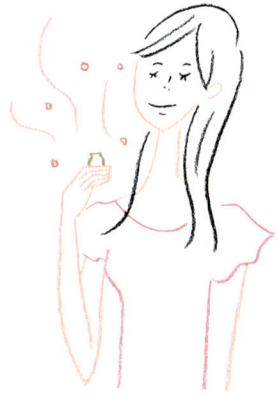

レッドのアロマ

心身に落ち着きと安定を与える
大地に根づく充電のアロマ

　レッドは大地（赤土）の色。大地と接する足や下半身と関わりがある色です。レッドタイプの人を癒す精油の特徴は、重い、土のイメージの香りで、嗅いだ時に下の方に意識がおりていくように感じること。また、花や葉から抽出したものよりは、根・種・木など大地に根づいた場所から抽出したものや、葉でも発酵・熟成させたもの、というのが特徴となります。

　クセのある香りも多いですが、柑橘系の精油とブレンドするなどの工夫をすれば、日常的に楽しむこともできます。

おすすめの精油

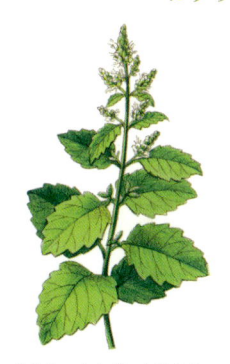

生きるエネルギーを与える
パチュリ → P.48

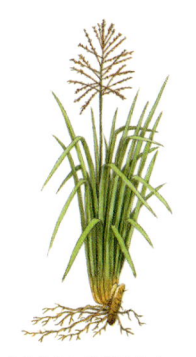

身体と心に栄養を与える
ベチバー → P.52

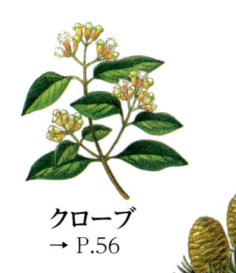

クローブ
→ P.56

ジンジャー
→ P.60

シダーウッド
→ P.58

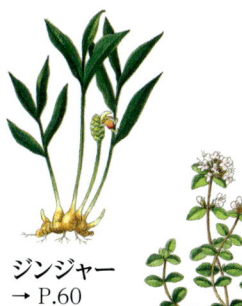

タイム
→ P.62

おすすめのアロマレシピはP.220～225へ。

Patchouli
パチュリ

生きるエネルギーを与える

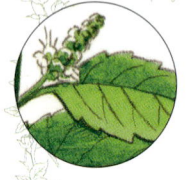

Red

- 学名　　　　 *Pogostemon patchouli*
- 科名　　　　 シソ科
- 抽出部位　　 葉
- 抽出方法　　 水蒸気蒸留法
- ノート　　　 ベースノート
- 香りの強さ　 中～強
- 主要成分　　 パチュリアルコール、α-ブルネセン、パチュレンなど
- 主産地　　　 フィリピン、スマトラ、ジャワ、セーシェルなど
- 芳香の特徴　 甘くあたたかくスパイシーな、土を思わせる香り
- 注意事項　　 敏感肌への刺激作用あり、少量で使用すること

Keyword：現実感、充電、肉体

【この精油の特徴とテーマカラー】

この精油の色はレッドで、土を思わせる香りをしています。心と身体を大地に根づかせる（グラウンディング）作用があり、落ち着きを与え、現実を客観的に見ることをサポートしてくれます。また、感覚を目覚めさせ、生きるための本能や欲求を呼び覚ます作用もあります。フットワークが軽い分、考えるより先に行動してしまったり、落ち着きをなくしてしまったり、エネルギーを使いはたして燃え尽きてしまったりしがちな、レッドタイプの人におすすめの精油です。

【心への作用】

土の香りを思わせるこの精油は、現実にしっかりと足をつけるような落ち着きを与えます。また、無気力な状態に活力を与え、思考を客観的にさせます。

【身体への作用】

利尿作用、瘢痕(はんこん)や創傷(そうしょう)の回復、殺菌作用、防虫作用、食欲の抑制、セルライトの改善など。

【肌への作用】

収斂(しゅうれん)作用、皮膚再生作用、殺菌作用、抗炎症作用など。

【こんな時に使いましょう】

地に足がついていないと感じる時や、自分の中に落ち着きやバランスを取りもどしたい時に。芳香浴、アロマバスなどに使いましょう。

【植物の特徴】

中国・インドなどで医療に使用されてきた植物。18世紀頃より、インド・カシミール地方では、衣服に乾燥させた葉をはさんで収納することで、香りを移しさらに防虫していたといわれます。パチュリの精油は、ワインのように葉をまず乾燥・発酵させてから蒸留するので、時間が経つごとにいっそう香りが強くなってきます。

パチュリ
香りのイメージ

熟成した土の香りがゆったりと下へおりて、重心がさがって安定する感じがします。ほのかに官能的なイメージもあり、身体がじんわりあたたかくなります。

Image Memo

安定感、重心がさがる	★★★★★
喜びや幸福感、官能的	★★★
バランス、中心に落ち着く	★★★
優しさ、包み込む感じ	★★
感性が研ぎすまされる	★★
神聖な感じ、瞑想に	★

香りのイメージ風景

オーストラリア大陸の真ん中にあるエアーズロック。岩というにはあまりに巨大な物体。まるで燃えているかのように、夕暮れ時には岩全体が真っ赤に染まります。そのエネルギーを受けて、自分の中心も熱くなる、そんな情景がイメージされます。

精油からのメッセージ

もう余計なことを考えるのはやめにして、私と一緒に土の香りを感じてみてください。なんだか重心がさがって、行動さえ起こせば、どんなこともかなえられる、そんな気がしてきませんか？ 私があなたに与えたいものは、身体の奥から湧きあがるエネルギーや高揚感。そして、地に足をつけて現実を生きるパワー。考えすぎで不安が押し寄せそうになったら、頭ではなく身体や呼吸に意識を向けるのです。身体につながることができたなら、どっしりした気持ちで、あらゆるものを客観的に見られるはず。すっかり充電したあなたは、パワフルに明日を切り開いていくのです。

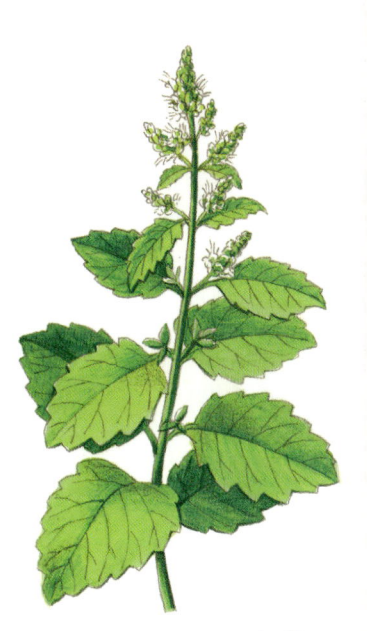

Patchouli

Vetiver
ベチバー

身体と心に栄養を与える

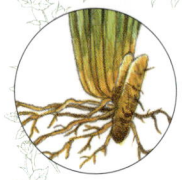

Red / Orange

- 学名　　　　　*Vetiveria zizanoides*
- 科名　　　　　イネ科
- 抽出部位　　　根
- 抽出方法　　　水蒸気蒸留法
- ノート　　　　ベースノート
- 香りの強さ　　中程度
- 主要成分　　ベチベロール、ベチボン、ベチベン、ベチロンなど
- 主産地　　　ジャワ、レユニオン、インド、ハイチなど
- 芳香の特徴　甘く濃厚でスモーキーな、バルサム調の香り
- 注意事項　　特になし

Keyword：滋養、回復、安定

【この精油の特徴とテーマカラー】

ベチバーの根から抽出されたこの精油は、母なる大地のエネルギーを宿しています。大地と肉体と精神をひとつに結びつけ、心を強化し、自分の行動や生き方に確信を持たせてくれます。体力がありながら時に限度を超えて消耗もしてしまうレッドタイプの人に、適切な充電と滋養強壮を促します。粘り強さやチャレンジ精神を高めてくれるので、目標のために向上し続けたいオレンジタイプの人に対してもおすすめです。オーラを強化する精油ともいわれています。

【心への作用】

高い鎮静作用で神経をリラックスさせます。ストレスや緊張で神経が高ぶっている時や情緒不安定気味の時に心を落ち着かせ、疲れきった心を静かに充電してくれます。

【身体への作用】

鎮静作用、引赤作用（特に筋肉痛やリウマチの緩和）、強壮作用、安眠作用など。

【肌への作用】

鎮静作用、抗炎症作用など。

【こんな時に使いましょう】

疲れているのに神経が高ぶって眠れない時や、ワーカホリック気味で心身ともに疲労困憊の時に。ぬるめのお風呂にたらして、ゆったりしたバスタイムを楽しみましょう。

【植物の特徴】

古代インドでは宗教儀式に用いられてきた植物。また、防虫効果を生かして、乾燥させた根を束ねたものや細かく刻んで袋に入れたものを、衣類を収納する際にはさんだり、根を編んだものですだれやマット、日よけのブラインドを作ったりしていました。精油は、オリエンタル系香水の保留剤としてや、バストイレタリー製品にもよく用いられています。

ベチバー
香りのイメージ

大地に根づかせてくれるような、中心に落ち着く、ゆったりとした香り。落ち着きを取りもどした後、身体が内側から活性してくるのを感じます。

Image Memo

安定感、重心がさがる	★★★★★
喜びや幸福感、官能的	★★
バランス、中心に落ち着く	★★★
優しさ、包み込む感じ	★★
感性が研ぎすまされる	★
神聖な感じ、瞑想に	★★

香りのイメージ風景

スリランカ郊外の自然の中に点在するコテージでの、アーユルヴェーダ体験。額に流され続けるオイルが頭に髪にひたひたと浸透するにつれて、身体と心と魂がとろけてなくなってしまったような不思議な錯覚におそわれそう……そんな情景をイメージさせます。

精油からのメッセージ

あなたは、自分が疲れきっていることに気づいていないのではありませんか？　心が疲れていると身体の不調につながるし、身体が思うようにならないと気持ちも晴れないもの。心と身体と魂は、すべてつながっているのです。私と一緒に、深い呼吸をしてください。エネルギーを使いきって軽くなっていたあなたの下半身を、栄養たっぷりの水田の泥で満たしますから。身体の中心が安定したら、さあ、お腹いっぱいに広がる喜びや満足感を味わってください。目標に達するまで欲しいものをがまんするより、途中で栄養補給した方が全力で戦えるものです。本当の賢さって、そういうものでしょう？

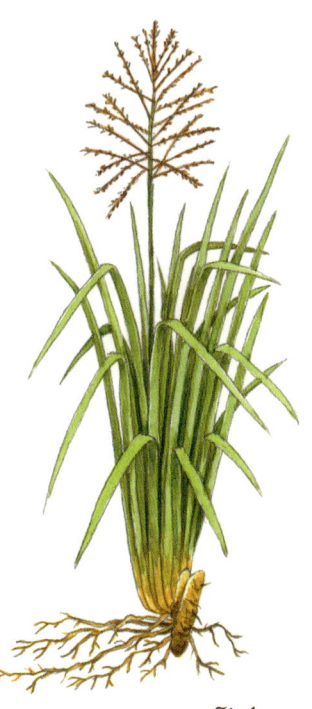

Vetiver

Clove
クローブ

行動への扉を開く

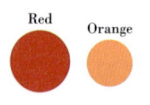

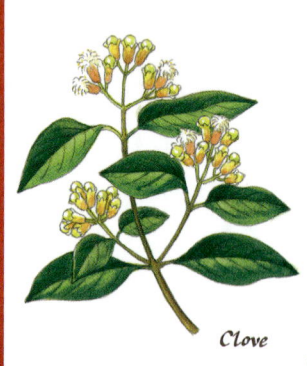

Red　Orange

- 学名　　　　*Eugenia caryophyllata*
- 科名　　　　フトモモ科
- 抽出部位　　花蕾
- 抽出方法　　水蒸気蒸留法
- ノート　　　ミドル〜ベースノート
- 香りの強さ　中〜強
- 主要成分　　フルフロール、サリチル酸メチル、オイゲノール、カリオフィレンなど
- 主産地　　　マダガスカル、ジャワなど
- 芳香の特徴　強いスパイシーさの中にほのかな甘さのある香り
- 注意事項　　強力なはたらきがあるので少量で使用すること

Keyword：たくましさ、高揚

【この精油の特徴とテーマカラー】

無限のパワーを秘めた花のつぼみから抽出されたこの精油は、刺激と活力を与え、現状を打破するために行動する勇気を与えます。燃え尽き症候群になりやすいレッドタイプの人におすすめ。また、過去のとらわれを手放し新たな一歩を踏み出すサポートになるので、前進したいオレンジタイプの人にもおすすめです。

【心・身体・肌への作用】

心：気持ちを明るくエネルギッシュに高揚させる作用があるので、気力が萎えている時によい刺激になります。記憶力を高める作用もあるといわれています。

身体：消化器系の不調（特に消化不良、下痢、腸内ガス、口臭）の改善、胃腸の強壮作用、鎮痛作用、殺菌作用、刺激作用など。

肌：創傷やただれの改善、抗感染作用など。

【こんな時に使いましょう】

考えてばかりでなかなか行動に移せない時や、行動を起こすためにネガティブな思いを手放す必要があると感じる時に。ゆったりとアロマバスの時間を楽しみましょう。

【植物の特徴】

ラテン語の「釘」という単語が語源。花蕾が釘の形をしていることに由来しています。感染症抑止剤として、ペストなどの伝染病の予防に古くから用いられました。クローブをたくさん差し込んだオレンジはポマンダーと呼ばれ、空気の浄化や虫よけのために使われたと言われます。

精油からのメッセージ

あなたの行動は、夢や目標を達成するために前に進むものでしょうか？　それとも、なにかにとらわれて動けなかったり、空回りしているでしょうか？　すべての成功や達成は行動からはじまります。今こそ、何をすべきか見つめ直す時。さあ、一歩を踏み出しましょう。

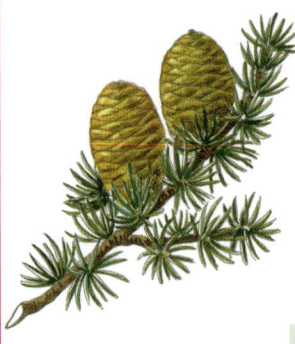

Cedarwood
シダーウッド

心に強さと
持久力を与える

Red　Orange　Green

- 学名　　　　*Cedrus atlantica*
- 科名　　　　マツ科
- 抽出部位　　木部(心材)
- 抽出方法　　水蒸気蒸留法
- ノート　　　ベースノート
- 香りの強さ　中程度
- 主要成分　　セドロール、カジネン、セドレン、セドレノールなど
- 主産地　　　モロッコ、エジプト、アメリカなど
- 芳香の特徴　ウッディーな甘さにほのかなバルサム調が融合した香り
- 注意事項　　妊娠中は避けること、高濃度で敏感肌への皮膚刺激あり

Keyword：安定、バランス、芯の強さ

【この精油の特徴とテーマカラー】

心身のバランスを回復させる精油です。気持ちを落ち着かせて地に足をつけさせる一方で、勇気や活力を高める作用があるので、レッドやオレンジタイプの人におすすめ。また、周囲に振り回されがちなグリーンタイプの人にも、自分を貫けるまっすぐな強さや中心軸を与えてくれます。

【心・身体・肌への作用】

心：鎮静と緩和の作用を持つので、不安や緊張をほぐして自分の内側を見つめる静かな時間を与えてくれます。自分の中心に落ち着かせて、意志を貫く心の強さをもたらすはたらきがあります。

身体：呼吸器系の不調（特に気管支炎、せき、たんなど）の改善、内分泌系や神経系の強壮作用など。

肌：収斂(しゅうれん)作用、殺菌作用、皮膚軟化作用など。

【こんな時に使いましょう】

他人の意見に振り回されている時や、自分の意思や決断に自信が持てない時に。自分の内側に答えを見つけられるように、目を閉じて瞑想しながら芳香浴をしてみましょう。

【植物の特徴】

シダーウッドの「シダー」は、セム語で「霊的なパワー」の意味。古代から寺院での薫香として使用されてきたといわれています。また、古代エジプト人は、この精油をミイラ作りに使用し、棺や船のマストもこの木から作ったとされています。

精油からのメッセージ

まわりの雑音にまどわされそうになって、心が弱くなっていると感じたことはありませんか？　あなたの内側にはゆるぎない意志が存在することに、気づいてほしいのです。あなたの中にあるまっすぐな強さが、人生の新たなステージへとあなたを導いていくのですから。

Ginger
ジンジャー

**心身を充電して
意欲を取りもどさせる**

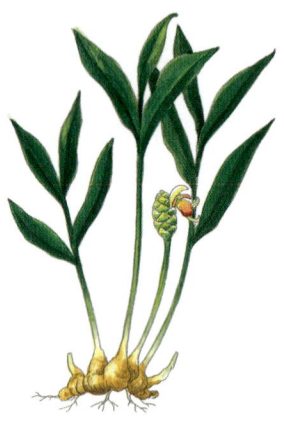

Red　Orange

- 学名　　　　*Zingiber officinalis*
- 科名　　　　ショウガ科
- 抽出部位　　根茎
- 抽出方法　　水蒸気蒸留法
- ノート　　　ミドルノート
- 香りの強さ　中〜強
- 主要成分　　シトラール、ボルネオール、カンフェン、リモネンなど
- 主産地　　　アフリカ、ジャマイカ、インドなど
- 芳香の特徴　コショウのようにスパイシーで鋭く、わずかにレモンのフレッシュさを感じる香り
- 注意事項　　高濃度での使用は敏感肌への皮膚刺激の可能性あり

Keyword：活力、自信、実行

Ginger

【この精油の特徴とテーマカラー】

植物の生命の源である根茎から抽出されるジンジャーの精油は、生命力を取りもどすためのサポートをします。「生きること」が大きなテーマの、レッドタイプの人におすすめです。また、行動するための意欲や情熱を高めるので、オレンジタイプの人のチャレンジ精神をさらに喚起させてくれます。

【心・身体・肌への作用】

心：心に活力を復活させる作用があるので、精神的疲労で消耗が激しい状態を回復させます。精神を刺激しながらも浄化するので、現実を客観的に見ることを促します。

身体：抗ウイルス作用、解熱作用、消化器系の強壮作用、食欲増進作用、血行促進作用、鎮痛作用など。

肌：創傷（そうしょう）やただれなどの緩和、抗感染作用など。

【こんな時に使いましょう】

疲れきって何かにチャレンジする意欲が萎えてしまっている時や、行動する勇気がほしい時に。アロマバスを楽しんだり、お腹や腰のマッサージをしてみましょう。

【植物の特徴】

古代からスパイスとして利用され、マラリアの薬としても用いられてきたといわれています。ジンジャーという名前は、インドのジンギ地方でよくお茶として飲まれていたことに由来します。解毒作用があるともされ、日本でもカツオのたたきやアジの刺身には欠かせない薬味です。

精油からのメッセージ

あなたは心に「熱さ」がありますか？　やりたいことがあるのなら、あきらめてはいけません。今までなぜか不安で行動に移せなかったことを、今こそ勇気と情熱を持って実行しましょう。エネルギーチャージした今のあなたなら、何でもできるはずですから。

Thyme
タイム

困難をダイナミックに
克服させる

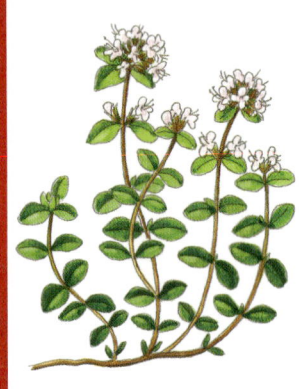

・学名	*Thymus vulgaris*
・科名	シソ科
・抽出部位	花と葉
・抽出方法	水蒸気蒸留法
・ノート	トップ～ミドルノート
・香りの強さ	中～強
・主要成分	リナロール、ボルネオール、チモール、シメン、カリオフィレンなど
・主産地	イギリス、フランス、アメリカなど
・芳香の特徴	甘みをともなったフレッシュなハーブ調の香り
・注意事項	妊娠中と高血圧の人は避けること、敏感肌への皮膚刺激あり

Keyword：意欲、自信、解決

【この精油の特徴とテーマカラー】

閉塞感に突破口をもたらし、自信を持って困難に立ち向かうパワーを与えます。自分の中に眠っている底力に気づくことで困難をのりこえていく、レッドタイプやオレンジタイプの人におすすめの精油です。自暴自棄になった時に、ネガティブな自己評価を手放すサポートにもなります。

【心・身体・肌への作用】

心：ローズマリーとならんで、記憶力・集中力を高める作用がよく知られています。虚無感や恐れを一掃し、意欲や精神力をもたらしてくれます。
身体：呼吸器系の不調（特にせき、のどの痛み、気管支炎、たん）の改善、強心作用、血行促進作用、鎮痛作用、殺菌作用、食欲増進作用など。
肌：創傷やただれの緩和、ヘアケア作用（フケ・脱毛の改善）など。

【こんな時に使いましょう】

過去の失敗がきっかけで弱気になって前に進めない時や、ネガティブな状況にうちのめされそうな時に。コットンに落とした精油を持ち歩いて、香りをしっかり吸い込みましょう。

【植物の特徴】

タイムの語源は、ギリシャ語で「香らせる」という意味の単語。ギリシャ神話に多く登場する植物です。古代エジプトでは、遺体の防腐作用を持つと考えられ、古代ギリシャでは空気の浄化や伝染病の予防などに用いられたといわれます。現代でもこの葉は、料理やハーブティーなどに広く用いられています。

精油からのメッセージ

夢をかなえようとするあなたの前に立ちはだかる壁は、本当に越えられないものなのでしょうか？ 「きっと無理」そう思い込んでいるだけではありませんか？ あなたの身体の奥深くに、想像もつかないような底力があることを忘れてはいけません。あふれる意欲こそが、あなたの未来を実現させるのです。

ピンクのアロマ

ハートを開いて感受性を高める愛と美のアロマ

　ピンクは、バラに代表される花の色。そしてチャクラではハートと関わりがある色です。ピンクタイプの人を癒す精油の特徴は、やさしいフローラルな香りであることや、嗅いだ時にハートが開くように感じること。また、花から抽出したものが中心となります。

　華やかでうっとりとする香りは傷ついた心を癒し、愛に自信を持てるように導いてくれます。ハートを芯から癒し、愛のエネルギーを充電してくれる精油が、ピンクタイプの人におすすめです。

おすすめの精油

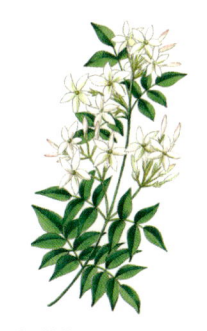

愛と情熱をよみがえらせる
ジャスミン → P.66

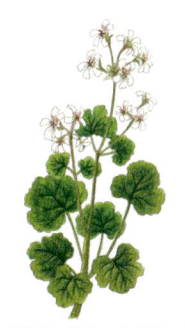

女性的な魅力を呼び覚ます
ゼラニウム → P.70

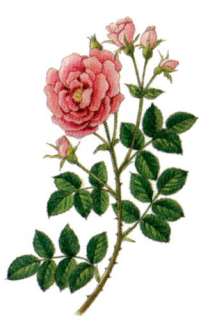

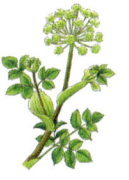

アンジェリカ
→ P.78

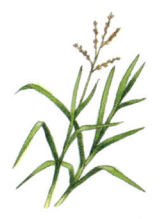

パルマローザ
→ P.80

無条件の愛で心を包み込む
ローズオットー → P.74

ロータス
→ P.82

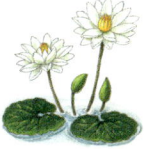

おすすめのアロマレシピはP.226〜231へ。

Jasmin
ジャスミン

愛と情熱をよみがえらせる

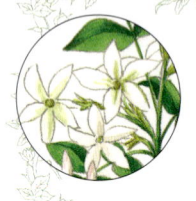

・学名	*Jasminum officinalis*
・科名	モクセイ科
・抽出部位	花
・抽出方法	溶剤抽出法
・ノート	ミドル〜ベースノート
・香りの強さ	強
・主要成分	酢酸ベンジル、リナロール、フィトール、ジャスモン、インドールなど
・主産地	フランス、エジプト、モロッコ、インドなど
・芳香の特徴	甘くエキゾチックで濃厚なフローラル調の香り
・注意事項	妊娠中は避けること（分娩時は例外）、少量で使用すること

Keyword：情熱、自己信頼、感覚の目覚め

【この精油の特徴とテーマカラー】

愛のパワーや情熱を目覚めさせ、勇気や行動力をアップさせる香りです。愛を人生にもたらすことで幸福感を得る、ピンクタイプの人にぴったりの精油。ジャスミンのように花から抽出される精油には、ハートを開く作用があります。またこの精油は、自分の本能や欲求に気づかせ、活力を与えます。恐れや混乱を自信と喜びに変容させる力があるため、オレンジタイプの人にもサポートになってくれます。

【心への作用】

神経を鎮静させる一方で心にあたたかさをもたらすので、比較的重度のうつ状態の緩和にも有効とされています。積極的に生きるための活力を充電し、やる気や自信を生み出すサポートになります。

【身体への作用】

分娩促進作用、鎮静作用、鎮痛作用（特に分娩痛や月経痛）、女性ホルモンの調整作用、催淫作用、子宮強壮作用、通経作用など。

【肌への作用】

保湿作用、抗炎症作用、皮膚軟化作用など。

【こんな時に使いましょう】

人生に愛や情熱を引き寄せたい時、自分の欲求に歯止めをかけてしまう時、パートナーとの愛と信頼をより深めたい時に。芳香浴やマッサージで使うのがおすすめです。

【植物の特徴】

ジャスミンの力強く濃厚な香りは長きにわたって人々を魅了し、媚薬としても長い歴史を持っています。ローズが花の女王なら、ジャスミンは「花の王」と評されることも多く、その白く可憐な花は、愛を象徴する花として、結婚式の花嫁のブーケや花冠にも使われてきました。歴史上は宗教儀式にも用いられ、神に捧げる花ともいわれます。

ジャスミン
香りのイメージ

甘く濃厚な香りがストレートにハートから下腹部に届いて、内側でエネルギーが満ちていく感じがします。至福にひたるイメージの香りです。

Image Memo

安定感、重心がさがる	★★★
喜びや幸福感、官能的	★★★★★
バランス、中心に落ち着く	★★★
優しさ、包み込む感じ	★★★★
感性が研ぎすまされる	★★★★
神聖な感じ、瞑想に	★★

香りのイメージ風景

スペイン・アルハンブラ宮殿の夜。コーラルピンクの壁、エキゾチックな建築様式、花と緑と噴水のある庭園。王の愛人たちも住んだその宮殿では、時には情熱的に、時には密やかに、いくつもの愛がささやかれたのかも……そんな情景をイメージさせます。

精油からのメッセージ

あなたは、なぜか人生にとって大切なことを忘れて、渇いた毎日を送っていませんか？　私があなたに与えたいのは、喜びと情熱、そして愛。それも頭で考えるものではなく、身体の感覚や本能で感じるもの。愛のない人生、身体も心も魂も愛するものとつながりたいという情熱や欲望のない人生なんて、まるでスパイスの入っていないカレーみたいにつまらないものです。私がいざなう官能の世界に、どうか身を任せてください。私があなたに、愛の魔法をかけましょう。真の喜びや情熱を身体で感じることができるようになったあなたは、自分を信頼して、自信を持って前に進めるはずです。

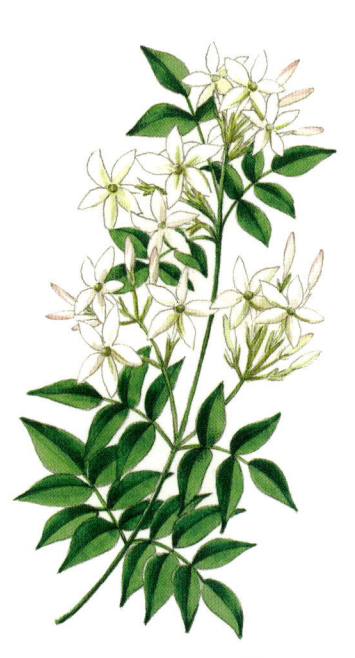

Jasmin

Geranium
ゼラニウム

Pink

女性的な魅力を呼び覚ます

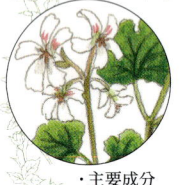

- 学名　　　　　Pelargonium odoratissimum
- 科名　　　　　フウロソウ科
- 抽出部位　　　葉と花
- 抽出方法　　　水蒸気蒸留法
- ノート　　　　ミドルノート
- 香りの強さ　　中〜強
- 主要成分　　　シトロネロール、ゲラニオール、リナロール、イソメントンなど
- 主産地　　　　レユニオン、フランス、イタリア、スペイン、中国など
- 芳香の特徴　　甘くフローラルなバラ様の香りにミント調のすがすがしさ
- 注意事項　　　妊娠中は避けること、敏感肌への刺激あり

Keyword：美、感受性、幸福感

【この精油の特徴とテーマカラー】

ゼラニウムの花は、かわいらしいピンク色。その香りも、ピンクのバラを思わせます。ピンクタイプの人が本来持っているはずの女性的なやさしさや感受性、直観力や創造性を活性化させてくれます。またこの精油は、不安や怒りや欲求不満などの感情をほぐして、幸福感や楽しさを与えます。心身に心地よいリズムやハーモニーをもたらす精油なので、生活にバランスを取りもどしたい時にもおすすめです。

【心への作用】

鎮静と高揚の両方の作用をもつ精油です。イライラや緊張・不安感はしずめ、落ち込んだ状態は引きあげて、心のバランスを回復させてくれます。神経を強壮するので、はたらきすぎの時やストレス状態におすすめです。

【身体への作用】

女性ホルモンの調整作用、解毒・利尿作用、抗感染作用、リンパ系の循環促進作用、防虫作用など。

【肌への作用】

皮脂バランス調整作用、保湿作用、皮膚軟化作用、抗炎症作用、血行促進作用など。

【こんな時に使いましょう】

忙しくてギスギスした毎日で、心にうるおいが足りないと思った時や、自分の女性らしさや感受性をアップさせたい時に。デコルテへのマッサージに使うのがおすすめです。

【植物の特徴】

アフリカで何世紀もの間、傷薬あるいは悪霊払いの道具として、生活の中で利用されていた植物。南仏グラース地方で革製品のにおいを消すための香料として、ゼラニウムの栽培がはじまりました。今日でも、このやさしいバラ様の香りはさまざまな香水の原料や石けん、シャンプーなどに用いられています。

ゼラニウム
香りのイメージ

甘くやさしい香りがハートを開いていく感じがします。日常の喧騒からワープして、ロマンティックな気分にひたらせてくれます。

Image Memo

安定感、重心がさがる	★★★
喜びや幸福感、官能的	★★★★
バランス、中心に落ち着く	★★★★
優しさ、包み込む感じ	★★★★
感性が研ぎ澄まされる	★★★
神聖な感じ、瞑想に	★★

香りのイメージ風景

エーゲ海に浮かぶギリシャの小島から眺める夕暮れ時の空。淡いブルーとピンクが半分ずつの空の境目はラベンダー色で、この世のものとは思えない美しさ。夜空に最初に現れる金星が輝くと、まるで女神が降りたよう……そんな美しい情景をイメージさせます。

精油からのメッセージ

あなたが最近一番感動したことは何ですか？ 涙を流したのはいつが最後でしょうか？ ストレスやはたらきすぎで、そんなことを意識する余裕がないのはよくわかります。だから私と一緒に、ほんのひととき、美しい夢の世界に行ってみませんか？ 頭ではなく、心で感じること、たとえば美しい色や音の響き、心地よい香りや手触りのひとつひとつに、意識を向けてみましょう。すると内側から豊かな感情が湧いてきて、ほら、表情もやわらかくなってきました。がんばらなくても、強くなくてもよいのです。感受性や創造力が再生されたあなたは、ヴィーナスのような愛と美で満ちあふれています。

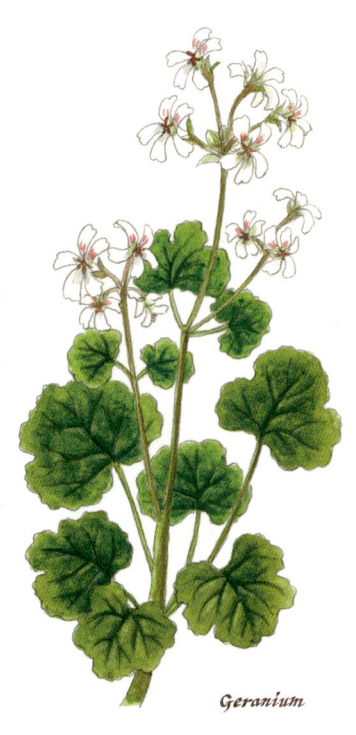

Geranium

Rose otto
ローズオットー

無条件の愛で心を包み込む

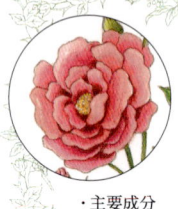

・学名	Rosa damascena
・科名	バラ科
・抽出部位	花
・抽出方法	水蒸気蒸留法
・ノート	ミドル〜ベースノート
・香りの強さ	中〜強
・主要成分	シトロネロール、ゲラニオール、フェニルエチルアルコールなど
・主産地	ブルガリア、トルコ、ロシアなど
・芳香の特徴	甘く濃厚なフローラルの香り
・注意事項	妊娠中は避けること

Keyword：愛、美、受容

【この精油の特徴とテーマカラー】

色、香りともピンクのエネルギーを持つローズの精油は、自分がありのままで愛される存在なのだということに気づかせてくれます。ピンクタイプの人の大きなテーマのひとつは、「ありのままの自分を受け入れること」。この精油は、ハートを芯から癒し、愛のエネルギーを充電してくれます。そして心を幸福感で満たし、もう一度愛のある生活をはじめる勇気を与えます。愛を与えすぎて消耗しがちなマゼンタタイプの人にも、愛を受け取る力を高めてバランスをもたらします。

【心への作用】

感情を安定させながら、心を高揚させます。うつ状態や悲嘆、嫉妬などの感情の乱れをやわらげ、神経の緊張やストレス状態をほぐして、やさしい気持ちをもたらします。

【身体への作用】

女性ホルモンの調整作用（特に月経不順、月経前緊張症、性的障害）、強心作用、子宮強壮作用、消化器系の不調（吐き気、便秘など）改善など。

【肌への作用】

老化肌・乾燥肌に対する強力な保湿作用、抗炎症作用など。

【こんな時に使いましょう】

愛に傷ついて失望感や孤独感がある時や、自分を愛することが難しいと感じる時に。香りを持ち歩いたり、デコルテをマッサージしたりして、自分を癒してあげましょう。

【植物の特徴】

ダマスクローズを水蒸気蒸留法で抽出した精油を、ローズオットーと呼びます。「オットー」とはトルコ語で「水」の意味。ローズは、その香りのすばらしさと花の美しさから花の女王とされ、クレオパトラがアントニウスを誘惑するためにこの花を用いたなど、さまざまな逸話を持ちます。歴史上、宗教画や紋章、シンボルマークにも多用されてきました。

ローズオットー
香りのイメージ

ハートのところで花びらがゆっくりと開いていくような、やさしく包み込まれる感じがします。細胞のひとつひとつにあたたかくやわらかい香りがしみとおっていきます。

Image Memo

安定感、重心がさがる	★★★★
喜びや幸福感、官能的	★★★★
バランス、中心に落ち着く	★★★★
優しさ、包み込む感じ	★★★★★
感性が研ぎ澄まされる	★★★
神聖な感じ、瞑想に	★★★★

香りのイメージ風景

イギリスの片田舎に広がる、初夏のイングリッシュガーデン。可憐な花たち、まばゆい芝生のグリーン、そしてあちらこちらからただようバラの香り。陽だまりの中で心まで溶けて、もう一度ゆっくりと愛をはぐくみたくなる……そんな情景をイメージさせます。

精油からのメッセージ

さあ、私のもとへ来てください。あなたをやさしく抱きしめたいのです。愛なんて存在しないという思いや、どうやって人を愛するのか、どうすれば自分が愛されるのかわからない、そんな不安を、私がすべて消し去りますから。あなたという人がこの世に存在するのは、幾世代にもわたる運命の糸が紡がれて起こった奇跡。あなたは、ただありのままで愛される存在、必要とされる存在なのです。愛にまつわる苦しみや悲しみを手放して、もう一度、あなたの人生に愛をもたらしましょう。そうすれば、孤独だった日々はセピア色の過去となって、バラ色の人生が待っていることに気づくはずです。

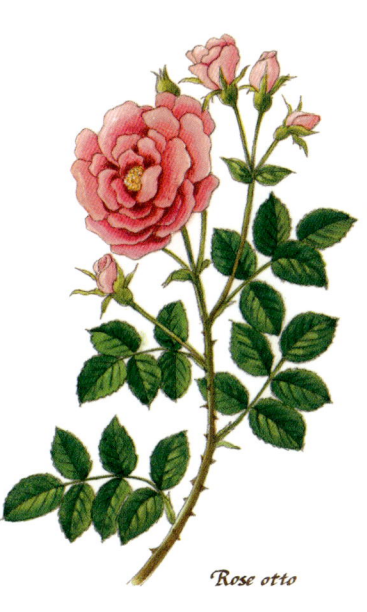

Rose otto

Angelica
アンジェリカ

依存心を手放す
勇気を与える

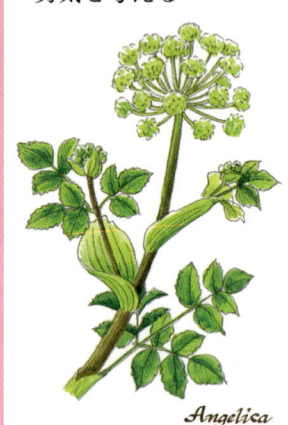

Pink　Red

- 学名　　　　Angelica archangelica
- 科名　　　　セリ科
- 抽出部位　　種子と根
- 抽出方法　　水蒸気蒸留法
- ノート　　　ベースノート
- 香りの強さ　中〜強
- 主要成分　　リナロール、ボルネオール、リモネン、ベルガプテンなど
- 主産地　　　北欧、ベルギー、イギリスなど
- 芳香の特徴　甘みのあるハーブ調にほのかに麝香(じゃこう)の香り
- 注意事項　　妊娠中は避けること、敏感肌への皮膚刺激あり、光毒性あり、少量で使用すること

Keyword：自立、自己信頼

【この精油の特徴とテーマカラー】

種と根から抽出されるこの精油は、自分のルーツ（本質）とつながり、地に足のついた感覚を取りもどすサポートとなります。ルーツを連想させる大地や血液の色とリンクするレッドタイプや、子宮の色とリンクするピンクタイプの人におすすめです。本当の思いや欲求に気づき、気持ちに正直に行動する勇気を与えます。

【心・身体・肌への作用】

心：神経を刺激する作用があるので、神経の疲労やストレス状態をスムーズに緩和し、活力を回復させてくれます。心を強くし、バランスをもたらすはたらきもあります。

身体：解毒作用、抗ウイルス作用、刺激作用、発汗作用、強壮作用、食欲増進作用、殺菌作用、女性ホルモンの調整作用、鎮痛作用など。

肌：抗炎症作用など。

【こんな時に使いましょう】

自分自身の気持ちを信頼できない時や、やりたいことがあるのに自信がなくて行動に移せない時に。アロマスプレーや香水に、隠し味的にプラスしてみましょう。

【植物の特徴】

エンジェルグラス（天使の草）と呼ばれるこの植物は、大天使ミカエルの日に最初に花を咲かせたといわれ、神秘的な儀式に使用されてきました。また、その強い解毒作用と抗ウイルス作用は、ヨーロッパで珍重されてきました。リキュールやジンにも香りづけとして入っています。

精油からのメッセージ

自分の中に弱さや繊細さを感じた時、あなたは大地にしっかり根を張っている存在だということに気づいてください。自分に大きな力があることを信頼し、やりたいことを主張してみましょう。人生を変えるものは他人の援助ではなく、自分自身の勇気ある行動なのですから。

Palmarosa
パルマローザ

Pink Green

人生の苦みを
甘みに変える

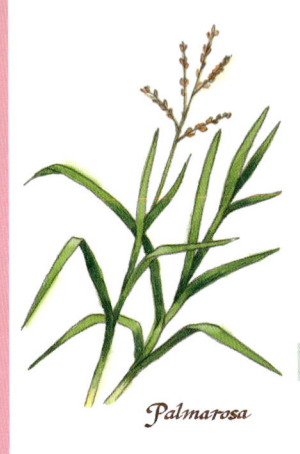

- 学名　　　　　*Cymbopogon martini*
- 科名　　　　　イネ科
- 抽出部位　　　葉
- 抽出方法　　　水蒸気蒸留法
- ノート　　　　トップノート
- 香りの強さ　　中程度
- 主要成分　　　ゲラニオール、リナロール、シトロネラール、酢酸リナリルなど
- 主産地　　　　インド、ジャワ、マダガスカル、セーシェルなど
- 芳香の特徴　　かすかにバラ様の甘くフローラルでややドライな香り
- 注意事項　　　妊娠中は避けること

Keyword：安心感、朗らかさ、慈しみ

【この精油の特徴とテーマカラー】

繊細な感情をやさしく包み、なぐさめる香りです。女性ならではの嫉妬や苛立ちにとらわれがちな、ピンクタイプの人を包み込みます。依存心から愛情を求めたくなった時に、自分を愛し、許し、慈しむ大切さを教えてくれます。また、グリーンタイプの人には、過去の苦い経験を手放して新たな出発をするのをサポートしてくれます。

【心・身体・肌への作用】

心：情緒不安定な状態、特に嫉妬心や猜疑心からくるイライラを、浄化、解放し、安心感をもたらす作用があります。落ち込んだ気分を明るく高揚させ、感情を安定させてくれます。

身体：消化器系の強壮作用、解熱作用、食欲増進作用（精神的な食欲不振にも）、鎮痛作用など。

肌：抗感染作用、皮膚再生作用、肌の水分バランスの回復など。

【こんな時に使いましょう】

心が傷つきやすく繊細になっている時や、情緒不安定なのに無理してがんばりすぎてしまっている時などに。アロマバスに使ったり、ローズとブレンドした香水を身につけてみましょう。

【植物の特徴】

この精油は「インディアンゼラニウム」という名前でも知られており、バラ様の香りを持つため、ローズの精油を増量する際に用いられることがあります。生育した土地によって、香りの印象が異なることも特徴。香水・スキンケアの材料や、石けんとしても人気が高い精油です。

精油からのメッセージ

あなたは、自分の人生をすばらしいものだと思えていますか？傷ついたこと、思うようにならなかったこと、さみしかったことのすべては、あなたがもっと幸せになるために神様が用意したレッスン。そのプロセスを楽しめた時、バラ色の人生はあなたのものになるのです。

Lotus
ロータス

愛と慈悲をもたらす

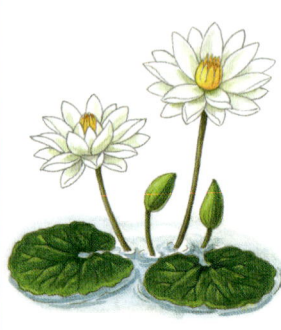

Pink　Magenta

・学名	*Nymphaea lotus*
・科名	スイレン科
・抽出部位	花
・抽出方法	溶剤抽出法
・ノート	ミドル〜ベースノート
・香りの強さ	強
・主要成分	ヘプタデカジエン、ペンタデカン、テトラデカノールなど
・主産地	インドなど
・芳香の特徴	フローラルで深みのあるエキゾチックな香り
・注意事項	特になし

Keyword：悟り、許し、自己受容

【この精油の特徴とテーマカラー】

人生の美しい側面だけではなく、ありのままを受け入れ、許し、慈しむエネルギーを与える精油です。蓮は、泥の中から美しい花を咲かせます。泥は、人生のつらさや苦しみから得た豊かな経験にたとえられます。物事のよい側面だけに価値を見いだしがちな、ピンクタイプやマゼンタタイプの人のサポートになる精油です。

【心・身体・肌への作用】

心：リラックスと安心感をもたらし、心を落ち着かせて、ネガティブな感情を鎮静させる作用があります。
身体：皮膚への塗布を目的とした精油ではないため、記載しません。
肌：皮膚への塗布を目的とした精油ではないため、記載しません。

【こんな時に使いましょう】

他人のケアに忙しく自分のことがおざなりになっている時や、自分にやさしくしてあげたい時などに。芳香浴を楽しんだり香水を持ち歩いたりしてみましょう。

【植物の特徴】

インドや東南アジアをはじめとした地域でよく見られ、仏教やお釈迦様ともゆかりのある花。初夏から夏にかけて、水中の泥の中から大輪の花を咲かせます。精油は希少価値が高く、高級な香水やキャンドルの原料などに使用されています。学名はニンフ（妖精）に由来。

精油からのメッセージ

なんだか心が満たされなくて、渇いていると思ったら、それは愛を与えるばかりで受け取れていないサインかもしれません。まず、あなた自身にやさしさと慈しみを与えてあげてください。その愛こそがあなたの苦しみを癒し、内なる美しさを花開かせるのです。

オレンジのアロマ

人生に深い喜びを取りもどす
解放と達成のアロマ

　オレンジは柑橘系の果物の色、あるいは南国に咲く花のイメージの色です。オレンジタイプの人を癒す精油の特徴は、エキス分の濃いシトラスやフローラルなイメージの香りであること、そして嗅いだ時に心と身体の深いところまでしみとおり、喜びを感じることです。

　豊かで芳醇な香りは心と身体にエネルギーを与え、自分の人生に再び純粋な欲求を取りもどすように導いてくれます。努力や忍耐を避けて目先の快楽へ逃げてしまいそうな時、客観的に現実を見つめる力を与えてくれるはずです。

おすすめの精油

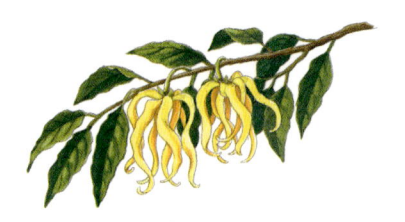

心と身体に至福をもたらす
イランイラン → P.86

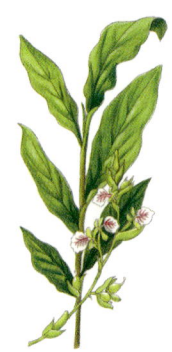

充実感のある人生を導く
カルダモン → P.90

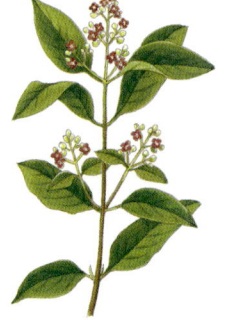

執着心を解き放つ
サンダルウッド → P.94

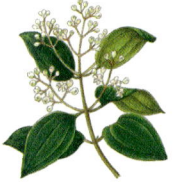

シナモンリーフ
→ P.98

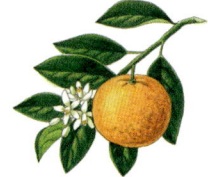

マンダリン
→ P.100

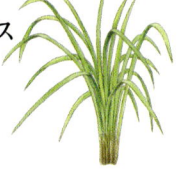

レモングラス
→ P.102

おすすめのアロマレシピはP.232～237へ。

Ylang-ylang
イランイラン

心と身体に至福をもたらす

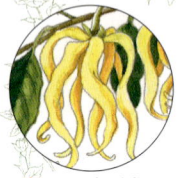

Orange

- ・学名　　　　　*Cananga odorata*
- ・科名　　　　　バンレイシ科
- ・抽出部位　　　花
- ・抽出方法　　　水蒸気蒸留法
- ・ノート　　　　ミドル～ベースノート
- ・香りの強さ　　強
- ・主要成分　　　酢酸ベンジル、リナロール、カリオフィレンなど
- ・主産地　　　　フィリピン、レユニオン、マダガスカルなど
- ・芳香の特徴　　フローラルに甘くエキゾチックな芳香が融合した東洋的な香り
- ・注意事項　　　妊娠中は避けること、敏感肌への刺激作用、過度の使用により頭痛や吐き気が起こる可能性あり

Keyword：自信、高揚、解放

【この精油の特徴とテーマカラー】

イランイランは、オレンジに近い濃いイエローの花を咲かせます。オレンジのエネルギーを持つこの精油は、肉体・感覚・感情をもう一度つなげて、生き生きとしたエネルギーを呼び覚まします。過去に感じた、あるいは現在感じているネガティブな感情を解放し、孤独感や落ち込みを、喜びや楽しみに置き換えてくれます。ショックやストレスに見舞われ、身体と感覚と感情がバラバラになったように感じてしまうときに。

【心への作用】

神経をリラックスさせるため、パニックや興奮状態をしずめ、喜びの感情をもたらします。怒りや不安などの感情をやわらげ、落ち着きと自信の回復を促します。

【身体への作用】

女性ホルモンの調整作用、催淫作業、鎮静作用、子宮強壮作用、血圧降下作用、過呼吸症状の改善、殺菌消毒作用など。

【肌への作用】

皮脂バランス調整作用、頭皮の刺激・強壮作用など。

【こんな時に使いましょう】

義務感やプレッシャーにとらわれて心や感覚を解放できない時や、自信が持てず不安で落ち込みがちな時に、芳香浴やアロマバスでリラックス。香水としてもおすすめ。

【植物の特徴】

名前はタガログ語で「花の中の花」という意味を持っています。その濃厚で甘い香りには催淫作用があるといわれ、インドネシアでは古くから新婚のカップルのベッドにイランイランの花びらを敷き詰める風習があります。また、太平洋の島々に住む女性は、この精油をココナッツオイルにまぜてボディケアやヘアケアに用いてきたといわれます。

イランイラン
香りのイメージ

甘い蜜のような芳醇な香りがハートからお腹へと広がり、わくわくするような高揚感が湧きあがる感じがします。

Image Memo

安定感、重心がさがる	★★★
喜びや幸福感、官能的	★★★★★
バランス、中心に落ち着く	★★★
優しさ、包み込む感じ	★★★
感性が研ぎ澄まされる	★★★
神聖な感じ、瞑想に	★★

香りのイメージ風景

バリ島・ウブドの屋外舞台で見る、夜のバリ民俗舞踊。熱く湿った空気とたいまつの中、鳴り響くガムラン、色とりどりの華やかな衣装、踊り子の妖艶な手の動きや表情、そして熱帯の花の香り……現実を忘れてしまいそうな、そんな情景をイメージさせます。

精油からのメッセージ

私と一緒に感覚の扉を開いてみませんか？　知性や理性、義務感で凝り固まった緊張を、少しずつ解きほぐしていくのです。その扉の向こうにあるのは、甘くてとろけるような、至福に満ちた楽園。あなたの中に眠っていた喜びやエクスタシーの感覚が、目を覚まそうとしています。内側から、熱いエネルギーが上に向かっていく高揚感を味わいましょう。心の奥にあったはずの怒りや不満がいつのまにか溶けてなくなり、幸福感ややさしさに変わっていくではありませんか。身体の芯からリラックスできたなら、ゆるぎない自信はすでにあなたのものになっていることに気づくはずです。

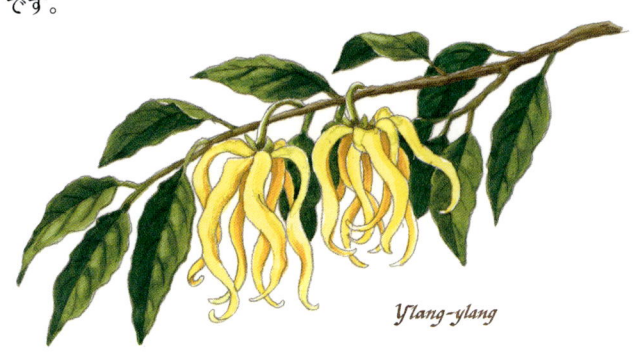

Ylang-ylang

Cardamom
カルダモン

充実感のある人生を導く

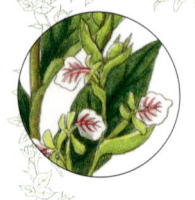

- 学名　　　　　*Elettaria cardamomum*
- 科名　　　　　ショウガ科
- 抽出部位　　　種子
- 抽出方法　　　水蒸気蒸留法
- ノート　　　　ミドルノート
- 香りの強さ　　中〜強
- 主要成分　　テルピネン-4-オール、リモネン、サビネンなど
- 主産地　　　フランス、南米、インド、スリランカなど
- 芳香の特徴　甘くスパイシーなビターレモンのような香り
- 注意事項　　敏感肌への刺激作用

Keyword：満足、充実感、豊かさ

【この精油の特徴とテーマカラー】

たくさんのパワーを蓄えた種から抽出される精油なので、オレンジタイプの人が本来持っているバイタリティーやチャレンジ精神を失いそうな時に、充電し復活させてくれます。自分が本当にやりたいことはなにかという欲求に気づかせ、バラバラになった感覚を再び統合し、チャンスや豊かさ、充実感のある人生に導いてくれます。また、不安や緊張におそわれやすいイエロータイプの人にも、安心感、満足感を与えてくれるのでおすすめです。

【心への作用】

スパイシーでフレッシュな香りは、精神的な疲労状態に元気と高揚感を与えます。また、不安や混乱、考えすぎの状態に対して、落ち着きとバランスをもたらします。

【身体への作用】

消化器系の不調 (特に神経性の下痢、便秘、腸内ガス) の改善、食欲増進作用、刺激作用、利尿作用、脳や神経系の強壮作用など。

【肌への作用】

血行促進作用、抗炎症作用など。

【こんな時に使いましょう】

考えすぎて不安になる時や、プレッシャーを感じる時、チャレンジする意欲や元気が湧かない時に。アロマバスに使ったり、緊張を感じるところをマッサージしてあげましょう。

【植物の特徴】

中国、インドで3000年以上もの間、香辛料や医薬品として用いられてきました。カルダモンの名前は、サンスクリット語で「刺激的で辛いもの」の意味。独特の風味は世界中で調理用スパイスとして親しまれています。日本でも人気のあるインドのチャイには欠かせないスパイスで、東欧の料理ではガーリックのにおい消しのために用いられるそうです。

カルダモン
香りのイメージ

おいしそうな香りが食欲を刺激しつつ、身体の奥へ落ち着きと安心感をもたらしてくれます。わくわくする高揚感も感じられます。

Image Memo

安定感、重心がさがる	★★★
喜びや幸福感、官能的	★★★★
バランス、中心に落ち着く	★★★
優しさ、包み込む感じ	★★★
感性が研ぎ澄まされる	★
神聖な感じ、瞑想に	★

香りのイメージ風景

インドの民家の日常風景。ガンジス川の向こうに沈む夕日を眺めながら、ただよってくる台所からのスパイスやカレー、濃厚なチャイの香り。あたたかく幸福で、ちょっとわくわくする気持ちが内側から満ちてくる、そんな情景をイメージさせます。

精油からのメッセージ

あなたにとって、本当の豊かさとは何でしょうか？不安や緊張や考えすぎのせいで、あきらめてしまってはいけません。私と一緒に、深い呼吸を繰り返してみてください。落ち着きと安心感が少しずつもどってきて、エネルギーが充電され、自分がお腹の底から望んでいることがわかってきたのではありませんか？　さあ、あなたが手に入れたいもののために行動を起こしましょう。過去にとらわれることも、未来を心配する必要もありません。本当の豊かさとは、外側に見える結果にではなく、内側にある充足感の中にあります。内側が満たされたあなたに、チャンスや成功は必ずやってくるのです。

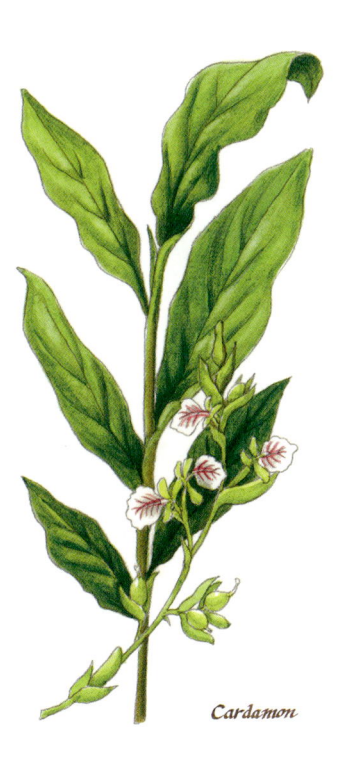

Cardamon

Sandalwood
サンダルウッド

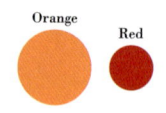

執着心を解き放つ

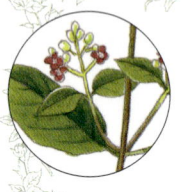

Orange　Red

- 学名　　　　*Santalum album*
- 科名　　　　ビャクダン科
- 抽出部位　　木部(心材)
- 抽出方法　　水蒸気蒸留法
- ノート　　　ベースノート
- 香りの強さ　中程度
- 主要成分　　サンタロール、サンタレンなど
- 主産地　　　インド南部、ジャワ、ボルネオ、スリランカなど
- 芳香の特徴　ウッディーでスパイシーな、あたたかく深みのある香り
- 注意事項　　特になし

Keyword：瞑想、静寂、統合

【この精油の特徴とテーマカラー】

サンダルウッドは黄色がかった木材です。この香りは、心と身体と魂を統合し、不安や執着心、何かの想念が頭から離れない時に精神をクリアに浄化していきます。オレンジタイプの人が過去の出来事にとらわれて前に進めないような時に、力強いサポートになります。過去の不要なものを手放し、本質に立ちもどり、今ここにつながることを助ける精油です。「生きる」ということの意味を追求する、レッドタイプの人にもおすすめです。

【心への作用】

あたたかく奥深い香りは、神経の緊張と不安、ストレスをやわらげ、心と身体を芯からリラックスさせる作用があります。神聖な瞑想の時間をもたらし、心の深いところへはたらきかけます。

【身体への作用】

抗感染作用（特に呼吸器系、泌尿器系）、催淫作用、鎮静作用、強壮作用など。

【肌への作用】

乾燥肌・老化肌への強い保湿作用、皮膚軟化作用、殺菌消毒作用など。

【こんな時に使いましょう】

心に深い落ち着きを取りもどしたい時や、不安や執着心のためになかなか前に進めない気持ちの時に、芳香浴をしながら目を閉じて瞑想をしてみましょう。

【植物の特徴】

4000年以上前から、東洋では家具・寺院の建材として広く用いられてきた高木。その香りには強い鎮静作用があるため、ヒンズー教をはじめ多くの宗教において、瞑想や儀式に欠かせない役割をはたしています。死者の魂を解放する力があるとされ、葬儀で焚かれる習慣も。日本では線香、あるいは彫刻木材や扇子の素材としても知られます。別名、白檀(びゃくだん)。

サンダルウッド
香りのイメージ

寺院を思わせるような、深い瞑想につながる静かな香りがゆっくりと身体の中に広がっていきます。呼吸も自然に深くなり、静寂に包まれる感じがします。

Image Memo

安定感、重心がさがる	★★★★
喜びや幸福感、官能的	★★★
バランス、中心に落ち着く	★★★★
優しさ、包み込む感じ	★★★
感性が研ぎ澄まされる	★★★
神聖な感じ、瞑想に	★★★★★

香りのイメージ風景

秋の京都。人でにぎわう観光名所ではなく、あえてひなびた静かなお寺へ足をのばして。たとえば嵯峨野の祇王寺。鮮やかな紅葉と焚きしめられたお香。非日常の静けさの中にたたずむと、本当に大切なものは何かが見えてくる、そんな情景をイメージさせます。

精油からのメッセージ

忙しすぎて、混乱して、心も身体も疲れきってしまった時には、私と一緒に静寂の世界へ行きましょう。過去や未来のことをあれこれ思い悩むのは、もうやめるのです。あなたは、今、ここにいます。自分の本質に立ちもどって、人生の意味をもう一度考えてみてほしいのです。深い呼吸とともに、心の奥が解放されていくのを感じてください。もういらない考えや感情を、手放しましょう。そうすれば、純粋で神聖で新しいものが入ってきます。心と身体と魂が統合されたあなたは、昨日とは違った物事のとらえ方ができているはず。つらい時には、いつでもまた私のところへ来てください。この静かな場所へ。

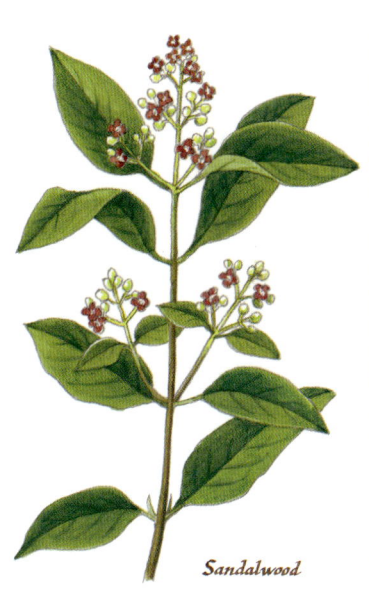

Sandalwood

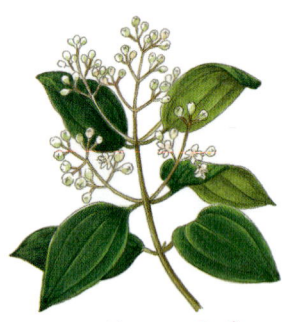

Cinnamon leaf
シナモンリーフ

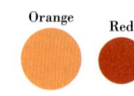

Orange / Red

過去を手放し
今を生きる喜びを
もたらす

- 学名　　　　 *Cinnamomum zeylanicum*
- 科名　　　　クスノキ科
- 抽出部位　　葉
- 抽出方法　　水蒸気蒸留法
- ノート　　　ベースノート
- 香りの強さ　中〜強
- 主要成分　　リナロール、オイゲノール、シンナミックアルデヒドなど
- 主産地　　　インドネシア、スリランカ、ジャワ、マダガスカルなど
- 芳香の特徴　甘くスパイシーで、ほのかに麝香の香り
- 注意事項　　妊娠中は避けること、敏感肌への皮膚刺激あり

Keyword：活力、輝き

【この精油の特徴とテーマカラー】

甘く豊かな香りは、過去へのとらわれや後悔を手放し、今この瞬間を楽しむことを教えてくれます。過去を手放すことが課題の、オレンジタイプの人におすすめです。今、この時間、この場所で、まわりとつながっていくためのサポートを与えてくれます。生きるエネルギーをアップさせたいレッドタイプの人にもおすすめ。

【心・身体・肌への作用】

心：疲れきって無気力な状態を活性化するはたらきがあり、物事に前向きに取り組む意欲を高めます。孤独感・孤立感から解放し、心を元気づけてくれます。
身体：呼吸器系の強壮作用、抗感染作用、消化器系の不調の改善、刺激作用、強心作用、鎮痛作用など。
肌：収斂(しゅうれん)作用など。

【こんな時に使いましょう】

自分の人生を生き生きとすごしていないと思う時や、どうせ自分はだめだとくじけそうになった時に。熱湯を入れたマグカップに精油を落として、芳香浴をしてみましょう。

【植物の特徴】

1年中花を咲かせる、赤さび色をした木。古くから寺院の薫香に用いられた貴重なスパイスで、エジプト、ギリシャ、中国などでもその強壮作用や消毒作用が認められてきました。精油としては、葉からのみ抽出されたシナモンリーフが主に用いられます。

精油からのメッセージ

1年中絶え間なく花を咲かせる私が伝えたいのは、あなたの人生には常に可能性があって、どの季節でも、いくつになっても、人生の瞬間瞬間に輝きがあるということ。過去への後悔や将来への不安はひとまず脇において、今ここで、全力を尽くしてみませんか？今日の達成感が明日の成功へ、必ずあなたを導きます。

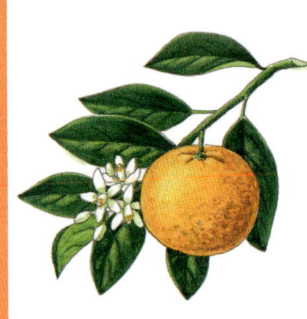

Mandarin
マンダリン

真の豊かさに導く

Orange

・学名	*Citrus reticulata*
・科名	ミカン科
・抽出部位	果皮
・抽出方法	圧搾法
・ノート	トップ〜ミドルノート
・香りの強さ	中〜強
・主要成分	シトラール、リモネン、ゲラニオール、シトロネラールなど
・主産地	ブラジル、スペイン、イタリア、アメリカなど
・芳香の特徴	甘くフローラルで芳醇なシトラス調の香り
・注意事項	光毒性あり

Keyword：豊かさ、自己確立

【この精油の特徴とテーマカラー】

オレンジ色のこの精油は、元気を与えてくれる精油です。目標達成に向かうプロセスにおいて、自信をなくしてしまったり不安や混乱に陥ったりしがちな、オレンジタイプの人をサポートしてくれます。たわわに実る果実のように、自分の内側に豊かな知恵と才能があることに気づかせ、喜びや達成感に結びつけられるよう促します。

【心・身体・肌への作用】

心：さわやかさと甘さを合わせ持つこの香りは、気分をリフレッシュさせます。不安やうつ状態を緩和し、気持ちを明るく、元気づけるはたらきがあります。

身体：食欲増進作用、肝臓の強壮、代謝活性作用、消化促進作用、腸内ガスの緩和、月経前緊張症（PMS）の緩和など。

肌：皮膚再生作用（瘢痕（はんこん）や妊娠線の改善）など。

【こんな時に使いましょう】

現実に追われて目の前のことを楽しむ余裕がない時や、結果が出ないことで自己不信に陥っている時などに。アロマバスを楽しんだり、香水やアロマスプレーで香りを持ち歩いたりしましょう。

【植物の特徴】

マンダリンという名前は、かつての中国の高級官僚を指す言葉が語源。オレンジに似たこの果実が、彼らの主君に尊敬のしるしとして捧げられていたことに由来するといわれます。イタリア産のものからとれる精油は特に品質が高く、香水の原料としてもよく用いられています。

精油からのメッセージ

あなたの中に、きらめく才能が眠っていることを信じてください。才能に気づき、花開かせるのはあなた自身。自分の輝きを信じる気持ちが、まるでサナギが蝶に変身するように、あなたの魅力を世界に羽ばたかせていくのです。さあ、豊かな果実を一緒に味わいましょう。

Lemongrass
レモングラス

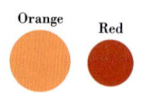

自分の可能性を
再発見させる

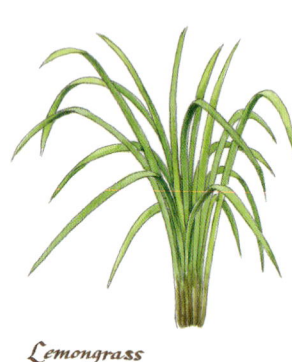

Orange　Red

・学名	*Cymbopogon citratus*
・科名	イネ科
・抽出部位	葉と茎
・抽出方法	水蒸気蒸留法
・ノート	トップノート
・香りの強さ	強
・主要成分	シトラール、リモネン、ゲラニオールなど
・主産地	スリランカ、インド、ネパール、アフリカ、中国など
・芳香の特徴	甘いレモン様のシトラス調にほのかな土の香り
・注意事項	敏感肌への皮膚刺激あり、少量で使用すること

Lemongrass

Keyword：チャレンジ、可能性

【この精油の特徴とテーマカラー】

勇気を持ってチャレンジする、バイタリティーと確信を与えてくれます。目標に向かってチャレンジし続ける、オレンジタイプやレッドタイプの人におすすめ。自分の限界を感じて何かをあきらめてしまいそうな時に、この精油の力を借りてみてください。この香りは夢や可能性を求める心を鼓舞し、豊かな世界観、人生観につなげてくれます。

【心・身体・肌への作用】

心：心地よい刺激を与える香りが、疲労困憊した状態に対してエネルギーを充電させ、生気を回復させるはたらきを持ちます。感情の滞りやわだかまりをすっきりと解放してくれます。

身体：強壮作用、食欲増進作用、消化器系の不調の改善、刺激作用、呼吸器系感染症（風邪、気管支炎など）の緩和、防虫作用、時差ぼけの改善など。

肌：皮脂バランス調整作用、抗感染作用、収斂(しゅうれん)作用、デオドラント作用など。

【こんな時に使いましょう】

じっくり取り組まないうちにあきらめたくなってしまった時や、疲れてやる気が出ない時などに。アロマスプレーを持ち歩いて、リフレッシュしましょう。

【植物の特徴】

解熱作用や抗感染作用があるとして、インドでは薬草として数千年にわたって人々に親しまれてきました。茎の部分は、ハーブティーとして使われるほか、トムヤムクンスープやカレーなどのタイ料理の味つけには欠かせないハーブとなっています。

精油からのメッセージ

自分の可能性を制限しているのは、もしかしたらあなた自身ではありませんか？　あなたが本気で熱意と勇気を持てば、どんなことでも実現できるはず。一度や二度の失敗は、成功を勝ち取るためのプロセスにすぎません。チャレンジするあなたに、勝利の女神はきっとほほえむはず。

イエローのアロマ

ネガティブな影響を洗い流し心が軽くなる
浄化とリラックスのアロマ

　イエロータイプの人を癒す精油のキーワードは、浄化（デトックス）とリラックスです。イエローに関連するチャクラは胃腸のエリアにあり、外界のストレスを一番感じやすい場所でもあるため、浄化と保護が必要になります。香りの特徴は、すっきりしたもの（浄化）と穏やかに鎮静させるもの（保護）に分かれます。特に浄化系の精油は、嗅いだ時のすっきり感が特徴で、心身へのネガティブな影響が洗い流されるような気分を味わえます。心と身体の毒素が抜けることで、自分の中に軽やかさがもどってくるはず。

おすすめの精油

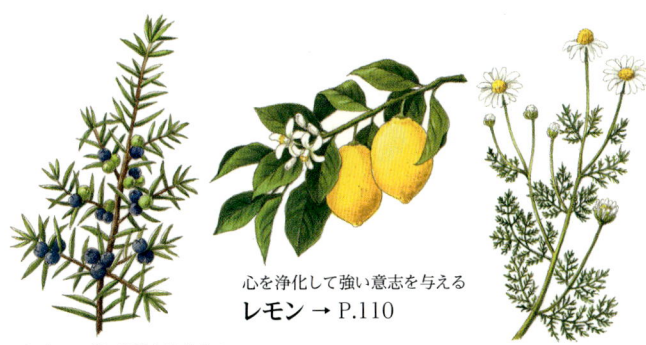

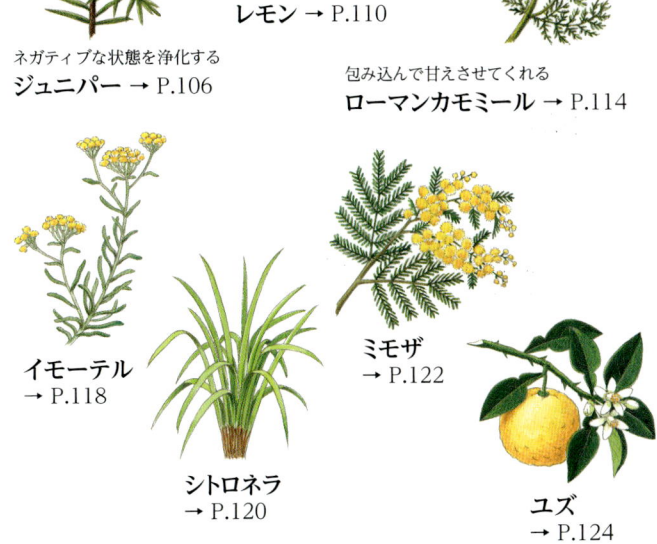

ネガティブな状態を浄化する
ジュニパー → P.106

心を浄化して強い意志を与える
レモン → P.110

包み込んで甘えさせてくれる
ローマンカモミール → P.114

イモーテル
→ P.118

シトロネラ
→ P.120

ミモザ
→ P.122

ユズ
→ P.124

おすすめのアロマレシピはP.238〜243へ。

Juniper
ジュニパー

ネガティブな状態を浄化する

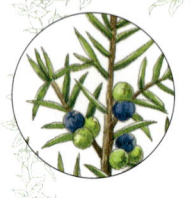

- 学名　　　　　*Juniperus communis*
- 科名　　　　　ヒノキ科
- 抽出部位　　　液果
- 抽出方法　　　水蒸気蒸留法
- ノート　　　　ミドルノート
- 香りの強さ　　中程度
- 主要成分　　　α-ピネン、サビネン、ミルセン、リモネンなど
- 主産地　　　　北イタリア、ハンガリー、フランス、ユーゴスラビアなど
- 芳香の特徴　　さわやかなウッディー調にほのかにバルサム調の香り
- 注意事項　　　妊娠中は避けること、敏感肌への刺激作用、慢性の腎臓病に対しては使用を避けること

Keyword：浄化、保護、強化

【この精油の特徴とテーマカラー】

ジュニパーの花はイエローで、果実はブルーがかっています。神経が繊細で、周囲のさまざまな影響を敏感に受け取ってしまいがちなイエロータイプの人を守り、ネガティブな影響をはねのけてくれます。不安や混乱、ストレスを浄化し、困難に立ち向かえるくらいの強い意志を与えます。同じくネガティブな影響を受けやすく、落ち込んだり無気力になる傾向がある、ブルータイプの人にもおすすめです。

【心への作用】

無気力でゆううつな気持ちを刺激し、引きあげ、ポジティブに変える作用を持っています。神経が疲労した時には、特にサポートになります。強い保護作用を持ちますので、ネガティブな人や場から受ける影響から守り、浄化します。

【身体への作用】

解毒作用、利尿作用、血液の浄化作用、セルライトや肥満の改善、関節炎やリウマチ症状の緩和、分娩促進作用、引赤作用、発汗作用、通経作用、オーラや場の浄化など。

【肌への作用】

脂性肌への皮脂抑制作用、ニキビ肌の浄化作用、抗炎症作用など。

【こんな時に使いましょう】

心にネガティブな感情が残っている時や、人や場の悪い気を受けてしまったと感じた時に、アロマバスで心身を浄化しましょう。

【植物の特徴】

ジュニパーは魔よけの木とされ、チベットなど各地の宗教儀式で焚かれてきました。また、フランスでは病院の空気の浄化や伝染病予防のために用いられていたといわれます。そして旧約聖書の中には、疲れきった預言者がこの木の下で眠ったという記載もあり、疲労した心身を回復させる質が語られています。ジンの香りづけとしても有名です。

ジュニパー
香りのイメージ

シャープで力強い香りが、心も身体もオーラもきれいにクレンジングしてくれます。オーラのヴェールで保護されたような感覚がするかもしれません。

Image Memo

- 安定感、重心がさがる　　★★
- 喜びや幸福感、官能的　　★★
- バランス、中心に落ち着く　★★★
- 優しさ、包み込む感じ　　★★
- 感性が研ぎ澄まされる　　★★★★
- 神聖な感じ、瞑想に　　★★★

香りのイメージ風景

死海の水に浮かぶ自分自身の姿。自然界で最も濃い塩水は、強力な浮力を生み出していて、身体の力をすべて抜いても決して沈む心配のない不思議な安定感。はるか昔、母の胎内で羊水に浮かんだ感覚を思い出せそうな、そんな情景をイメージさせます。

精油からのメッセージ

あなたがもしも、取り越し苦労のような心配にとらわれて、物事のネガティブな側面ばかり考えてしまうのなら、私のサポートが必要かもしれません。私と一緒に、ずっとひとりで抱えてきた不安な気持ちをすべて浄化しましょう。不安を手放せば、あいたスペースにパワーと喜びが満ちてきて、強い意志が生まれてくるはずです。あなたはただ、自分のやるべきこと、心が望むことを実行する、そのことだけ考えていれば、物事は必ずいい方向に動いていきます。あなたのまわりのネガティブな影響からは、私が完全に守りますから、安心してあなたの真実の道を、楽しみながら進んでいってほしいのです。

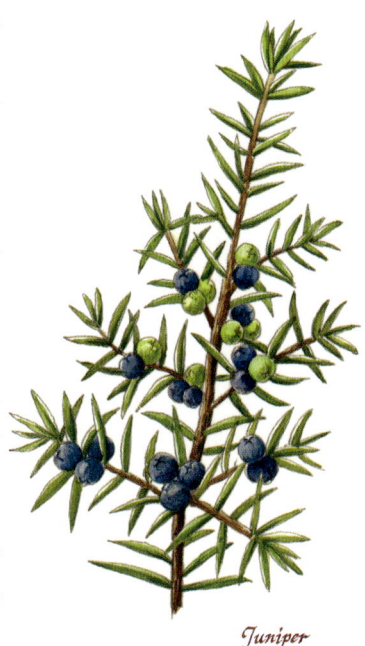

Lemon
レモン

心を浄化して強い意志を与える

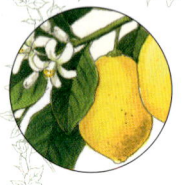

Yellow

・学名	*Citrus limon*
・科名	ミカン科
・抽出部位	果皮
・抽出方法	圧搾法
・ノート	トップノート
・香りの強さ	中～強
・主要成分	リモネン、シトラール、リナロールなど
・主産地	イタリア、スペイン、アメリカ、ブラジルなど
・芳香の特徴	さわやかでフレッシュで酸味の強いシトラス調の香り
・注意事項	敏感肌への刺激作用、光毒性あり

Keyword：刺激、意志、明晰性

【この精油の特徴とテーマカラー】

まばゆいイエローの果皮から抽出されるレモンの精油は、心の浄化をしてくれます。不安や心配事で頭がいっぱいになって身動きがとれなくなった状態をすっきりと一掃し、状況を明晰に見るサポートをしてくれます。取り越し苦労の多いイエロータイプの人の、救世主となってくれるはず。また、他人のネガティブな影響から保護し、自分自身への信頼感や安心感を高めてくれるので、猜疑心が強くなってしまった時にも、自分の意志を明確にしてくれます。

【心への作用】

集中力を高めるフレッシュな香りが、頭をリフレッシュして冷静にしてくれます。不安感をやわらげ、興奮を鎮静させながらも気持ちを明るく元気にするはたらきがあります。

【身体への作用】

免疫活性作用、殺菌消毒作用、抗感染作用、解熱作用、利尿作用、強心作用、止血作用、便秘の改善など。

【肌への作用】

血行促進作用、髪や爪の強化、イボやウオノメの改善など。

【こんな時に使いましょう】

感情的に混乱している時や、まわりを気にしすぎて自分の意志を見失いそうな時に。この香りをアロマスプレーにして持ち歩き、気持ちと場の両方の浄化をしましょう。

【植物の特徴】

柑橘系フルーツの代表であるレモンは、十字軍がアラビア半島から持ち帰ったことでヨーロッパに広まったとされています。レモンは、虫さされへの消毒剤として長く用いられてきたといわれます。マラリアを治すのに役立つともされ、古代エジプト人は食中毒やチフスなどへの解毒剤として利用していました。

レモン
香りのイメージ

シャープで刺激的な香りが、頭の中をシャンプーしたようにすっきりさせます。余計な感情がすべて浄化されてなくなっていく感じがします。

Image Memo

安定感、重心がさがる	★
喜びや幸福感、官能的	★★★
バランス、中心に落ち着く	★★
優しさ、包み込む感じ	★★
感性が研ぎ澄まされる	★★★★
神聖な感じ、瞑想に	★

香りのイメージ風景

ナイアガラの滝。激しく落ちていく流れ、雄大なスケール、舞い上がる水しぶき。その力強さ、豊かさに心をうたれ、しばし言葉を忘れて。ここまできたら、私ももうあともどりはしないと、今度こそ心に決める……そんな情景をイメージさせます。

精油からのメッセージ

あなたは、自分の信念や決断に自信を持つことができているでしょうか？　本心では正しい道がわかっていたはずなのに、どこかで自分を疑ってしまったことはありませんか？　私はそんなあなたに強い意志と、自分を信じる力を授けたいのです。あなたもきっと、どこかですでにわかっているはず。恐さ、リスク、デメリット、そんなことよりももっと強く、それをやりたいと心から願っていて、その道を選べばきっと人生が楽しくなるはずだと。頭の中がすっかりクリアになったあなたは、もう他人の考えにまどわされません。自分の意志で決断して前に進めば、すべてが切り開かれるのですから。

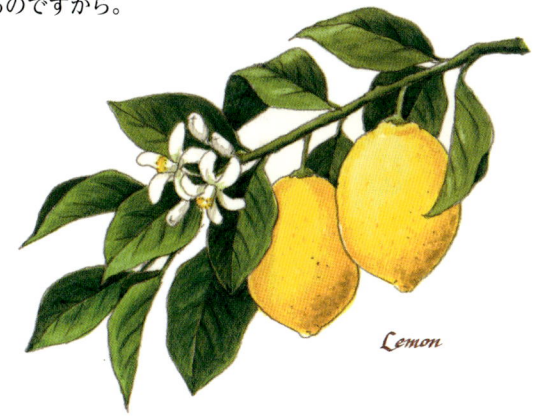

Chamomile Roman
ローマンカモミール

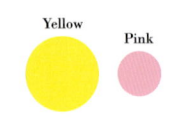

包み込んで甘えさせてくれる

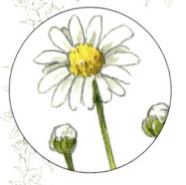

Yellow　Pink

- 学名　　　　　　*Anthemis nobilis*
- 科名　　　　　　キク科
- 抽出部位　　　　花
- 抽出方法　　　　水蒸気蒸留法
- ノート　　　　　ミドルノート
- 香りの強さ　　　中〜強
- 主要成分　　　　アンゲリカ酸イソブチル、アンゲリカ酸エステル、チグリン酸エステル、アズレンなど
- 主産地　　　　　イギリス、フランス、ベルギーなど
- 芳香の特徴　　　甘くあたたかくほのかにフルーティーなハーブ調の香り
- 注意事項　　　　妊娠中は避けること

Keyword：穏やかさ、安心、許容

【この精油の特徴とテーマカラー】

花もハーブティーも黄色のカモミール。その香りは、まるでなつかしい母胎にいた時のような、無条件に甘えられるやさしさを持っています。イライラや不満、自己嫌悪や落ち込みを感じた時、やさしく癒してくれる精油です。自分を追い詰めてしまいがちなイエロータイプの人の疲れた心を包み、ほぐしてくれます。また、ありのままの自分を愛することがテーマの、ピンクタイプの人にもおすすめです。インナーチャイルドヒーリングにも向いています。

【心への作用】

鎮静作用の強いエステル類を多く含むので、神経をリラックスさせ、不安・緊張・怒り・恐怖の念をやわらげ、心に平和をもたらします。神経性の不眠症状の改善にも。

【身体への作用】

鎮痛作用（特に頭痛、神経痛、筋肉痛）、月経痛や月経前緊張症（PMS）の緩和、消化器系の不調の改善、免疫活性作用など。

【肌への作用】

抗炎症作用（特にアレルギー性皮膚炎の改善、肌荒れの改善）、保湿作用など。

【こんな時に使いましょう】

神経がぴりぴりした状態の時や、自分で自分にプレッシャーをかけてしまっている時などに。アロマバスや、眠る前の芳香浴に使うのがおすすめです。

【植物の特徴】

古代エジプトではこの植物のすぐれた治癒力が崇拝され、太陽に捧げられていたといわれます。薬用植物として、ヨーロッパを中心に広く利用されてきました。また、近くに植えた木の病気を治すとされ、「植物のお医者さん」と呼ばれることも。カモミールという名前は「地面のリンゴ」というギリシャ語が由来で、香りもリンゴ様といわれています。

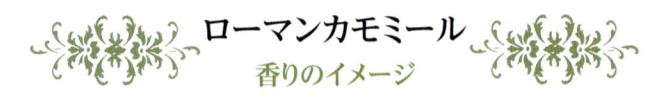

ローマンカモミール
香りのイメージ

リンゴのような穏やかでやさしい香りが、心や身体の緊張したところをやわらかく包み込んでほぐしてくれる感じがします。あたたかい光を感じさせるような香りです。

Image Memo

安定感、重心がさがる	★★★★
喜びや幸福感、官能的	★★★
バランス、中心に落ち着く	★★★★★
優しさ、包み込む感じ	★★★★
感性が研ぎ澄まされる	★★★
神聖な感じ、瞑想に	★★★

香りのイメージ風景

瀬戸内海・小豆島のオリーブ公園から眺める春の海。日ざしの中で喜びを告げるウグイスの声、豊かに茂る木々、純真な島の子どもたち……ゆっくりとした時間の中で、苦しみを手放し、のどかで穏やかな人生を取りもどそうと誓う、そんな情景をイメージさせます。

精油からのメッセージ

なんでも自分のやり方で進めないと気がすまない時、目標を完璧に達成しないとイライラしてしまう時、私と一緒に内側からリラックスしてみませんか？ あなたの中に緊張があると、知らないうちにまわりにも緊張感を与えてしまうものです。完璧な成果にこだわらず、「うまくいけばもうけもの」くらいに考えれば、結果よりプロセスを楽しめるはず。私にだけは、鎧を脱いで甘えてほしいのです。あなたが疲れていても、不機嫌でも、私はいつもありのままのあなたを受け入れることができるのですから。自分を追い詰める人生を手放したあなたは、明るさと輝きでまわりの人を幸せにできるのです。

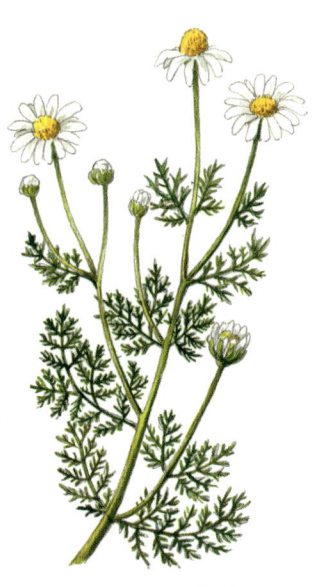

Chamomile Roman

Immortelle
イモーテル

Yellow

緊張をゆるめ
感情を解放する

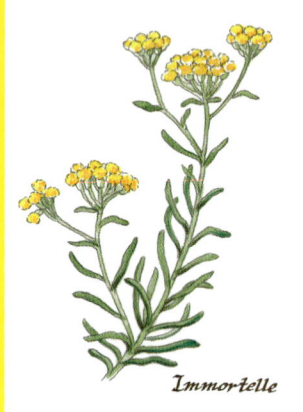

- ・学名　　　　*Helichrysum angustifolium*
- ・科名　　　　キク科
- ・抽出部位　　花
- ・抽出方法　　水蒸気蒸留法
- ・ノート　　　ミドルノート
- ・香りの強さ　中～強
- ・主要成分　　ゲラニオール、リナロール、ネロール、酢酸ネリルなど
- ・主産地　　　イタリア、フランス、ユーゴスラビアなど
- ・芳香の特徴　スパイシーであたたかみのあるハーブ調にほのかにカレーの香り
- ・注意事項　　特になし

Keyword：手放し、肯定、柔軟さ

【この精油の特徴とテーマカラー】

抑圧された感情を浄化する精油です。不満やイライラを一掃し、力を抜かせて、落ち着きを取りもどさせてくれます。恐れや不安にとらわれて動けなくなってしまったり、思いどおりにいかない状況から自己嫌悪に陥ったりしがちな、イエロータイプの人におすすめ。美しい黄色の花から抽出されるこの精油が、味方になってくれるはずです。

【心・身体・肌への作用】

心：この香りは、太陽神経叢（胃腸のエリア）をリラックスさせる作用があるので、不安や緊張、ストレス状態をほぐし、抑圧されたネガティブな感情を解放してくれます。落ち着きや満足感を与えるはたらきも。
身体：細胞成長促進作用、免疫活性作用、呼吸器系の不調の改善、肝臓の強壮作用、鎮静作用、抗菌作用、殺菌作用など。
肌：皮膚再生作用、皮膚軟化作用、収斂（しゅうれん）作用、アレルギー性皮膚炎の改善など。

【こんな時に使いましょう】

自分にも人にもきびしくなっている時や、シリアスに考えすぎてしまっている時などに。香水やアロマスプレーを作って持ち歩きましょう。

【植物の特徴】

この野草の花は、「エバーラスティング（永遠花）」という名前でも知られます。葉や枝が乾ききってもその鮮やかな黄色の花は色あせることなく美しく咲き続けるため、永遠の若さを象徴する花とされています。ドライフラワーとしても用いられ、精油は香水や化粧品にも人気。

精油からのメッセージ

もしもあなたの心の中に、せきとめられてよどんだ水のように、ネガティブな感情やわだかまった思いがあるのなら、その滞ったものを私がすべて気持ちよく洗い流しましょう。いらないものを手放せたら、明日から、軽やかに心のままに生きていけそうでしょう？

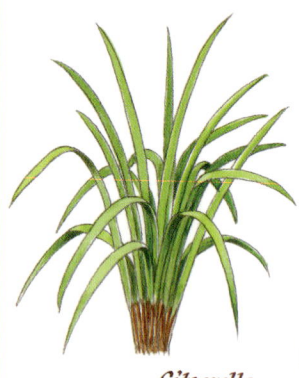

Citronella
シトロネラ

ポジティブ思考を
もたらす

Yellow　Green

・学名	*Cymbopogon nardus*
・科名	イネ科
・抽出部位	葉
・抽出方法	水蒸気蒸留法
・ノート	トップノート
・香りの強さ	中〜強
・主要成分	シトロネロール、ゲラニオール、シトラール、リモネンなど
・主産地	スリランカ、マダガスカル、南米など
・芳香の特徴	軽い甘さをともなうレモン様の香り
・注意事項	敏感肌への皮膚刺激あり

Keyword：軽快、楽観、喜び

【この精油の特徴とテーマカラー】

レモンを連想させるさわやかで透明感のある香りは、心を明るく軽やかにして、人生を楽観的に見るサポートをしてくれます。不安やネガティブな妄想にとらわれてしまいがちな、イエロータイプの人におすすめです。グリーンタイプの人に対しても、今ここを楽しみながら、流れにのって生きることを促します。

【心・身体・肌への作用】

心：気分を明るく高揚させる作用があるので、落ち込みやうつ状態を緩和し、不安にとらわれた状態から解放してくれます。

身体：殺菌作用、刺激作用、鎮痛作用（特に頭痛・神経痛）、防虫作用など。

肌：殺菌作用、皮膚軟化作用、デオドラント作用など。

【こんな時に使いましょう】

リスクを考えすぎてやりたいことをやれずにいる時や、猜疑心が強くなっている時に。芳香浴やアロマスプレーでリフレッシュしましょう。

【植物の特徴】

「コウスイガヤ」とも呼ばれる植物。香りに虫を寄せつけない作用があるため、古くから蚊帳に編み込んで使われました。イネに似たハーブですが、レモンのようなフレッシュな香りの精油が特徴です。香水、化粧品、石けん、洗剤、デオドラント剤などに、幅広く利用されています。

精油からのメッセージ

迷いはじめると頭でぐるぐる考えすぎて、まるで霧の中にいるように一歩も踏み出せなくなったことはありませんか？ 人生は、あなたが考えるほど恐ろしいものではありません。笑顔と軽やかさがもどったら、一瞬のうちに世界はあなたの味方になってくれますよ。

Mimosa
ミモザ

心に希望の光を与える

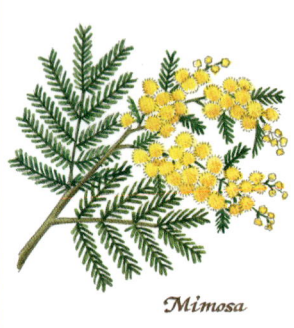

- 学名　　　　　*Acacia decurrens*
- 科名　　　　　マメ科
- 抽出部位　　　花
- 抽出方法　　　溶剤抽出法
- ノート　　　　ミドル〜ベースノート
- 香りの強さ　　中〜強
- 主要成分　　　ヘンイコサン、2 - エチルデカノール、グリセロールトリクプリレートなど
- 主産地　　　　モロッコなど
- 芳香の特徴　　やさしくやわらかくすがすがしいフローラル調の香り
- 注意事項　　　敏感肌への皮膚刺激あり

Keyword：幸福感、安心、やわらかさ

【この精油の特徴とテーマカラー】

まるで妖精がそこにいるかのような、美しい表情でゆれる黄色の花。そんなミモザからとれる、やさしさにあふれた精油です。不安におそわれた時、女神のようなやさしさで包み込んでくれます。心配事にとらわれやすい、イエロータイプの人におすすめ。毎日の中になにげない喜びや幸福感を感じられる余裕を与えてくれます。

【心・身体・肌への作用】

心：甘くあたたかい香りは不安や緊張を解きほぐし、安心感や満足感を与えてくれます。また、ショックやトラウマからくる猜疑心を軽くするはたらきがあります。
身体：皮膚への塗布を目的とした精油ではないため、記載しません。
肌：皮膚への塗布を目的とした精油ではないため、記載しません。

【こんな時に使いましょう】

毎日の中に生きがいや喜びを感じることができない時や、自分自身や自分の人生に不満がある時などに。芳香浴を楽しんだり、香水を持ち歩いたりしましょう。

【植物の特徴】

葉に刺激を与えると、古代ギリシャの身振り劇ミモス（パントマイム）のように動くことから、この名前がつきました。春になると黄金色の花をたわわに咲かせ、美しい季節の訪れを告げるミモザ。古くから香料として用いられ、現代でも香水の原料や石けんなどに用いられます。

精油からのメッセージ

人生にいつ幸せが訪れるのだろうかと疑いたくなってしまう時、春はすぐそこまで来ていることを信じてください。夢や願いをかなえるには、あせらず、そのプロセスにある日々の出来事に心をとめて、日常を楽しむことが大切。あなたはいつも、守られているのですから。

Yuzu
ユズ

勇気づけて
心にほほえみを
もたらす

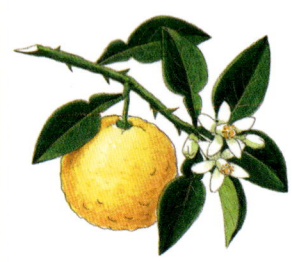

Yellow Green

- 学名　　　　*Citrus junos*
- 科名　　　　ミカン科
- 抽出部位　　果皮
- 抽出方法　　圧搾法
- ノート　　　トップノート
- 香りの強さ　中程度
- 主要成分　　リモネン、α-ピネン、γ-テルピネンなど
- 主産地　　　日本、中国など
- 芳香の特徴　さわやかな甘さの中にほのかな苦みのあるシトラス調の香り
- 注意事項　　光毒性あり、敏感肌への皮膚刺激あり、冷蔵保存すること

Keyword：希望、あたたかさ

【この精油の特徴とテーマカラー】

真冬でもあたたかな陽ざしを与える、穏やかな太陽のような精油です。希望の光で照らし、自分がひとりではないことを教えてくれます。自分の状況を実際よりシリアスに考えてしまいがちなイエロータイプの人におすすめ。また、なにかと迷いがちなグリーンタイプの人にも、ポジティブに前進する自信を与えます。

【心・身体・肌への作用】

心：お風呂に入った時のように、心をほぐす香りです。不安やわだかまりを浄化して、あたたかさと楽観的な思考をもたらすはたらきがあります。自分の本来持っている知恵に結びつけて、自信を与えてくれます。
身体：血行促進作用、強壮作用、抗感染作用、免疫活性作用、疲労回復作用、鎮痛作用など。
肌：殺菌作用、保湿作用など。

【こんな時に使いましょう】

不安で決断できず、背中を押してほしい気分の時や、自分のつらさや大変さを誰かにわかってもらいたい気持ちの時などに、ゆっくりとアロマバスや芳香浴を楽しみましょう。

【植物の特徴】

柚子湯やお吸い物の香りづけなど、日本人のくらしにとてもなじんだ香り。寒い冬至の日に柚子湯に入る習慣は、この香りの持つ血行促進作用や疲労回復作用を知っていた日本人の知恵でしょう。美肌作用もあるため、近年ではヨーロッパなどでも注目されています。

精油からのメッセージ

自分にとってまわりの状況がきびしいと感じる時、誰からも理解されないと孤独感にさいなまれる時、私の存在を思い出してください。冬の穏やかでやさしい陽だまりのように、ありのままのあなたを包み、照らし出します。さあ、一緒に歩いてみませんか？

グリーンのアロマ

心にゆとりを回復させる
バランスのアロマ

　グリーンタイプの人を癒す精油は、森林を思わせるさわやかさが特徴といえます。グリーンは、ピンクと同じくハートのエリアのチャクラと対応します。わだかまった感情で胸がつまったように感じる時に、深い呼吸や穏やかな気持ちへと導いてくれるアロマがおすすめです。香りの特徴は、すっきりとした中にも安定感を感じるものが多く、また、嗅いだ時にはハートがすーっと広がって、心の中にあるものがクリアーに見えるようなイメージが湧いてきます。自分の中心に落ち着きながら心地よくくつろぐ、そんな時間と空間を演出してくれる香りを利用しましょう。

おすすめの精油

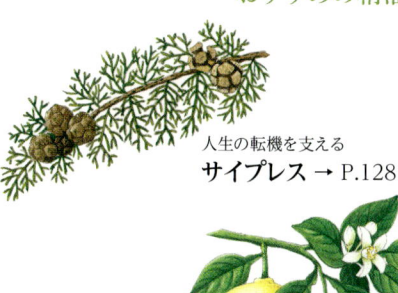

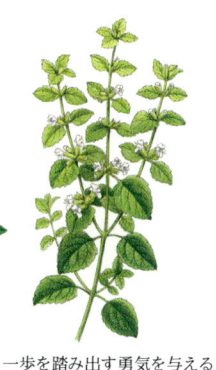

人生の転機を支える
サイプレス → P.128

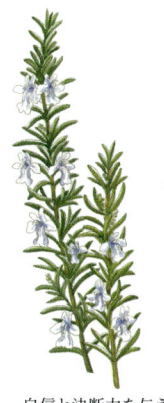

ハートを開き希望を与える
ベルガモット → P.132

一歩を踏み出す勇気を与える
メリッサ → P.136

ゲットウ(月桃)
→ P.144

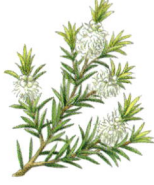

ティートリー
→ P.146

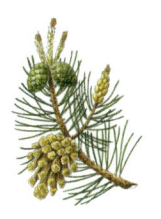

パイン
→ P.148

自信と決断力を与える
ローズマリー → P.140

プチグレン
→ P.150

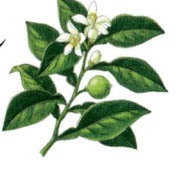

おすすめのアロマレシピはP.244～248へ。

Cypress
サイプレス

人生の転機を支える

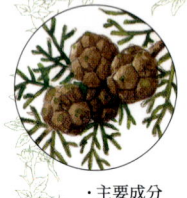

- 学名　　　　　*Cupressus sempervirens*
- 科名　　　　　ヒノキ科
- 抽出部位　　　葉と球果
- 抽出方法　　　水蒸気蒸留法
- ノート　　　　ミドルノート
- 香りの強さ　　中程度
- 主要成分　　　α-ピネン、ミルセン、カジネン、リモネン、セドロールなど
- 主産地　　　　フランス、ドイツ、モロッコ、スペインなど
- 芳香の特徴　　フレッシュでしみとおるグリーン調に、ほのかにレモン様の香り
- 注意事項　　　妊娠中は避けること

Keyword：なぐさめ、変容、再生

【この精油の特徴とテーマカラー】

サイプレスは「死と再生」の精油です。それは、グリーンタイプの人のテーマとも一致します。この香りが気になる時は、意識や環境、人間関係に転機が訪れているのかも。この精油は、変化をスムーズに受け入れることを助けてくれます。物事を客観的に見て、終わらせるべきものには終止符を打ち、新たな人生を芽吹かせることをサポートします。また、変容のテーマを持つバイオレットタイプの人にも、自分自身の変化への恐れや喪失感を緩和し、人生の自然な流れにのるための助けとなってくれるでしょう。

【心への作用】

怒りや興奮を穏やかに鎮静させ、気持ちを安定させる作用があります。精神を浄化し、明晰にするので、心の中に滞っているモヤモヤやわだかまりを解放してくれます。

【身体への作用】

過剰な体液の収斂(しゅうれん)作用(特に多月経、むくみ)、利尿作用、強心作用、血管収縮作用、止血作用、女性ホルモンの調整作用(特に月経前緊張症、更年期障害)、殺菌作用など。

【肌への作用】

水分調節作用、脂性肌やニキビ肌の殺菌・浄化作用など。

【こんな時に使いましょう】

自分の心理状態やまわりの環境が変化していて、落ち着きと安定を取りもどしたい時や、客観的に状況を判断したい時に。目を閉じて芳香浴をしながら瞑想してみましょう。

【植物の特徴】

地中海のキプロス島で古代から神聖な木として崇拝されたことにちなんで、この木の名前がつけられました。この木で十字架が作られていたことから、「死」と深い結びつきがあるとされ、葬式で焚かれたり墓地に植えられたり、魔よけとして用いられたりしました。古代ギリシャでは、建築、造船、彫刻木材や防風林として利用されてきました。

サイプレス
香りのイメージ

森林浴を感じさせる香りが、心と頭の両方に広がって、疲れを癒してくれます。落ち着きとバランスが、内側にもどってくるのを感じます。

Image Memo

安定感、重心がさがる	★★★
喜びや幸福感、官能的	★★
バランス、中心に落ち着く	★★★★★
優しさ、包み込む感じ	★★
感性が研ぎ澄まされる	★★★★
神聖な感じ、瞑想に	★★★★

香りのイメージ風景

朝の軽井沢の白樺林の道を、ひとりでお散歩。木もれ陽がまぶしくて。林を抜けるとそこにぽっかりと広場が現れ、靴を脱いで座って瞑想タイム。私は一体どこへ行こうとしているのだろう……その答えを見つけられそうな、そんな情景をイメージさせます。

精油からのメッセージ

自分が変わっていくのは、とても恐いことかもしれません。今まで慣れ親しんだ人や環境、あたり前と思っていた価値観を手放すのは、さぞかし勇気がいることでしょう。けれど、それは起こるべくして起こった変化。どうかその流れを、リラックスして受け入れてください。私がいつでも、そんなあなたを見守っていますから。なぜこのタイミングで、こんなことが起こったのか、あとできっとわかる日が来ます。だからもう悲しまないで、前を向いてほしいのです。もうなにかにとらわれる必要はありません。ただ流れに身を任せて、ひとすじの光に照らされたあなたの本当の人生をはじめてください。

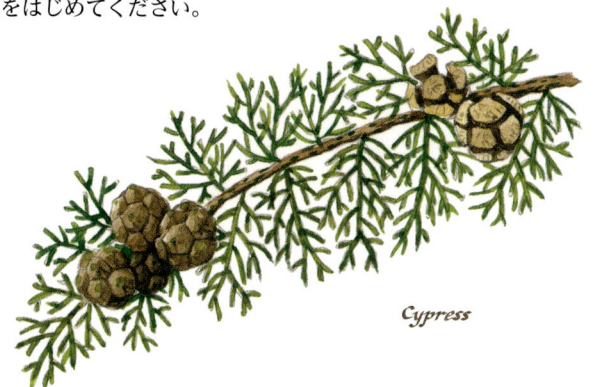

Cypress

Bergamot
ベルガモット

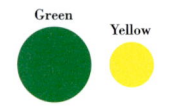

ハートを開き希望を与える

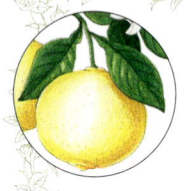

・学名	*Citrus bergamia*
・科名	ミカン科
・抽出部位	果皮
・抽出方法	圧搾法
・ノート	トップノート
・香りの強さ	弱～中
・主要成分	酢酸リナリル、リナロール、リモネン、ベルガプテンなど
・主産地	イタリア、モロッコ、チュニジアなど
・芳香の特徴	軽やかで爽快感のあるシトラス調の香り
・注意事項	光毒性あり、敏感肌への刺激作用あり

Keyword：開放、楽観、自発性

【この精油の特徴とテーマカラー】

ベルガモットの実の色は、緑がかったイエローをしています。この精油の波動は胸の位置のハートチャクラと合致するとされるため、このチャクラを活性化させて、感情の流れをスムーズにしてくれるのです。感情に飲まれないようにして、客観的に物事を見る助けとなる精油です。ストレス状態に陥るとネガティブな感情が心の奥に滞ってしまいがちなグリーンタイプの人の心を、楽にしてくれます。不安にとらわれやすいイエロータイプの人にも、リラックスと楽観性を与えてくれるのでおすすめです。

【心への作用】

交感神経の活動を鎮静する一方で、心を明るく高揚させます。不安や緊張、怒りを緩和するので、神経性の不眠や情緒不安定な状態、うつ状態によいといわれています。

【身体への作用】

殺菌消毒作用(特に泌尿器系、呼吸器系の感染症)、消化器系の不調(特に消化不良、腸内ガス、食欲不振)の改善、子宮強壮作用など。

【肌への作用】

ニキビ肌・脂性肌への消毒・殺菌作用、抗炎症作用、抗感染作用、口内炎の改善など。

【こんな時に使いましょう】

心がふさいでいて、内側に抑圧した怒りや不安がある時や、物事をポジティブにとらえたい時に、芳香浴を楽しんだりアロマスプレーを持ち歩きましょう。

【植物の特徴】

コロンブスがカナリア諸島でこの木を発見し、イタリアとスペインに持ち込んだといわれています。ベルガモットの名前は、ヨーロッパで初めてこの木が栽培されたというイタリアの小都市ベルガモに由来し、イタリアの民間療法で長い間使われてきました。日本でもおなじみの紅茶・アールグレーの独特のフレーバーをつけるのに用いられています。

ベルガモット
香りのイメージ

すがすがしい香りがハートのあたりにしみわたり、心の扉が気持ちよく開いていく感じがします。モヤモヤをすっきりさせてくれる香りです。

Image Memo

安定感、重心がさがる	★★
喜びや幸福感、官能的	★★★
バランス、中心に落ち着く	★★★★★
優しさ、包み込む感じ	★★★
感性が研ぎ澄まされる	★★★
神聖な感じ、瞑想に	★★

香りのイメージ風景

初夏の新宿御苑。休日のにぎわいとはうって変わって、静寂で穏やかな空間。まばゆい木々の緑やつつじ、野鳥の声、木や土の香り。ふと目にとまった木を、抱きしめてみる……木に癒されながら涙がひとすじこぼれ落ちそうな、そんな情景をイメージさせます。

精油からのメッセージ

あなたのハートは開いていますか？　心のどこにも緊張感や苦しさがなくて、こだわりや心配事がなく、幸せな気持ちでいるでしょうか？　もし答えがノーなら、私と一緒に、あなたの真実の感情を見つめる旅に出かけましょう。自分にうそをついて、相手の感情を気にしたりいい顔をしたりするのはやめるのです。吐く息とともに、滞ったネガティブな感情や不快感を洗い流していきましょう。そして吸う息とともに、純粋さや明るさを取り入れるのです。ハートの苦みを手放したあなたの心の扉は観音開きのように大きく開き、新しい可能性に向かって希望と喜びに満ちあふれているはずです。

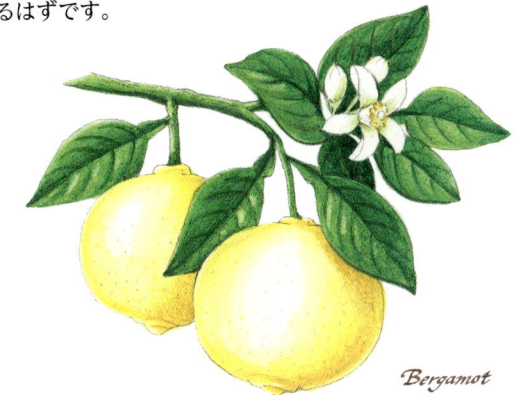

Bergamot

Melissa
メリッサ

Green　Yellow

一歩を踏み出す勇気を与える

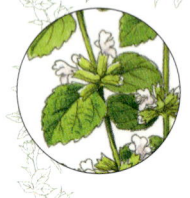

- 学名　　　　　*Melissa officinalis*
- 科名　　　　　シソ科
- 抽出部位　　　葉と花
- 抽出方法　　　水蒸気蒸留法
- ノート　　　　ミドルノート
- 香りの強さ　　中～強
- 主要成分　　　シトラール、リナロール、カリオフィレンなど
- 主産地　　　　フランス、イタリアなど
- 芳香の特徴　　若草のようにさわやかで、ほのかに甘いシトラス調の香り
- 注意事項　　　妊娠中は避けること、敏感肌への刺激作用あり

Keyword：希望、決意、純真さ

【この精油の特徴とテーマカラー】

この精油の香りは、グリーン調の落ち着きとシトラス調のさわやかさの両方の質を持っています。穏やかな強さと明るい静けさを与えるので、緊張感をのどかさに、疑いを純真さに、不満を感謝へ変容させ、背中を押してくれます。グリーンタイプの人もイエロータイプの人も、不安や猜疑心があるとなかなか一歩が踏み出せず、同じところをぐるぐる回ってしまったり、行動しないで終わってしまう傾向があります。そんな時は、この精油がサポートしてくれるはずです。

【心への作用】

強い鎮静作用があり、ショックやパニックなどの症状をやわらげます。また、鎮静と同時に高揚させる作用が、喪失感や落ち込みを癒し、明るさやポジティブさをもたらします。

【身体への作用】

強心作用、子宮強壮作用、鎮静作用、血圧降下作用、消化器系の不調（特に消化不良、吐き気、腸内ガス、下痢）の改善、解熱作用など。

【肌への作用】

抗菌作用、抗炎症作用など。

【こんな時に使いましょう】

繊細で傷つきやすい状態で、物事をシリアスにとらえすぎてしまう時や、不安や猜疑心が強まっている時に。眠る前の芳香浴やデコルテのマッサージがおすすめです。

【植物の特徴】

メリッサという名前は、その花が蜂をよく集めることからギリシャ語の「ミツバチ」に由来しています。2000年以上前からギリシャ人によってその薬効は知られており、特に精神や脳、心臓への鎮静作用が有名。スイスの医師パラケルススは、メリッサを万能薬と讃えたといわれます。葉から抽出されるハーブティーは、「レモンバーム」の名で知られています。

メリッサ
香りのイメージ

レモンとハチミツとハーブが融合したようなさわやかな香りが、胸いっぱいに広がります。陽だまりの中を歩いているような気持ちになります。

Image Memo

安定感、重心がさがる	★★
喜びや幸福感、官能的	★★★★
バランス、中心に落ち着く	★★★★★
優しさ、包み込む感じ	★★★★
感性が研ぎ澄まされる	★★★
神聖な感じ、瞑想に	★★

香りのイメージ風景

マウイ島・ハナ。古きよきハワイの面影を残す町。広がる草原とその向こうに見える海。ひとりで馬に乗って草原を歩いてみた時の、馬と自分と自然とがすべてつながる感覚の中で、今度こそ一歩を踏み出してみようと心に誓う……そんな情景をイメージさせます。

精油からのメッセージ

あなたに、新しい一歩を踏み出すことをためらわせているものは何でしょうか？ 恐れや不安、それとも猜疑心？ 時間がかかりそうで面倒なのでしょうか？今、あなたが克服しなければならないのは、繊細さとネガティブ思考かもしれません。どうか自分の人生を信頼してください。夢や目標を達成するには、さまざまな経験とそのための時間が必要です。その期間をつらいと思ってすごすより、楽しんでしまったほうが勝ちと思いませんか？ 私はあなたの不信感を純粋さに、深刻さをのどかさに変容させる、特別な才能を持っているのです。勝利や成功は最後の瞬間に決まるもの。さあ、進みましょう！

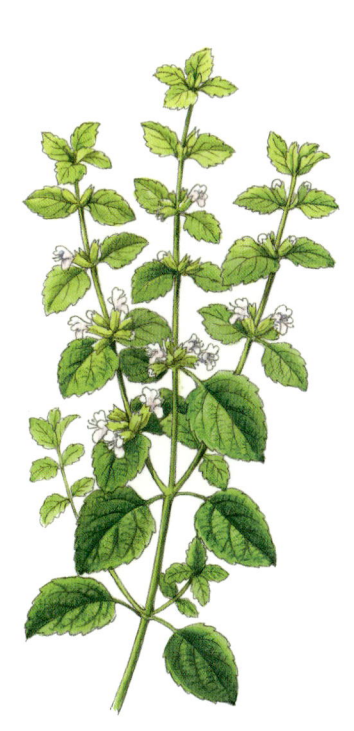

Melissa

Rosemary
ローズマリー

自信と決断力を与える

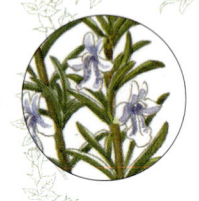

・学名	*Rosmarinus officinalis*
・科名	シソ科
・抽出部位	葉と花と茎
・抽出方法	水蒸気蒸留法
・ノート	ミドルノート
・香りの強さ	中〜強
・主要成分	1,8-シネオール、α-ピネン、カンファーなど
・主産地	スペイン、南フランス、ユーゴスラビア、チュニジアなど
・芳香の特徴	強くフレッシュでシャープなハーブ調の香り
・注意事項	妊娠中は避けること、高血圧・てんかん症状がある場合は使用しないこと、敏感肌への刺激作用あり

Keyword：意欲、信頼、自己同一性

【この精油の特徴とテーマカラー】

この香りは、自分の中心に軸を持つことをサポートし、真実の道を選ぶための決断力と自分への信頼感を与えます。グリーンタイプの人のテーマである、ネガティブなものに自己同一化せず、他人の感情や考えに影響されないこと、自分自身の思いに正直でいることをサポートします。また、何事にも受け身で固定観念にとらわれやすいブルータイプの人を枠組みから解放し、自信と意欲を高めて夢の実現に結びつけてくれます。

【心への作用】

シャープな香りが頭脳を明晰にするので、記憶力・集中力を高める作用があります。また、無気力な状態や精神的な疲労に対して、心を元気づけ強くするはたらきがあります。

【身体への作用】

神経への刺激作用、強壮作用、血圧上昇作用、鎮痛作用（特に頭痛・偏頭痛・痛風など）、消化促進作用、体液の停滞やセルライトの改善、少量月経の正常化など。

【肌への作用】

収斂作用、頭皮への刺激・強壮作用など。

【こんな時に使いましょう】

心に元気がなく、自分に自信が持てないと感じている時や、優柔不断でなかなか決断できない時に、毎朝アロマスプレーを吹きかけてリフレッシュしましょう。

【植物の特徴】

名前の由来は、ラテン語の「海のしずく」。ほかに、聖母マリアと幼いキリストがローズマリーの白い花のしげみに青いマントをかけて休んだ翌朝、花の色が青に変わったという伝説から、「マリアのバラ」という言葉が由来という説もあります。若返りの象徴とされ、ローズマリーを漬けた水で健康と美しさを取りもどしたハンガリーの女王の逸話もあります。

ローズマリー
香りのイメージ

シャープな香りがハートから頭のほうへ抜けていきます。いらないものが洗い流されて、クリエイティブなエネルギーが湧きあがる感じがします。

Image Memo

安定感、重心がさがる	★
喜びや幸福感、官能的	★★
バランス、中心に落ち着く	★★★★
優しさ、包み込む感じ	★
感性が研ぎ澄まされる	★★★★★
神聖な感じ、瞑想に	★★★

香りのイメージ風景

屋久島の休日。うっそうとした森を歩いてたどり着いた伝説の屋久杉。強い意志で力強くまっすぐに伸び、ほかのどの木にも似ていない、世界でたったひとつの木。その木に触れながら、私も自分にしかできないことがやりたいと願う……そんな情景をイメージさせます。

精油からのメッセージ

あなたは自分のことを、人と比べて平凡で、特別な価値のない人間だと思っていませんか？ 新しいことをはじめてもきっとできないと、思い込んでいませんか？ 他人の人生や才能や世間体など、どうでもよいではありませんか。大切なのはあなたが、ほかの人にはないどんなすばらしい資質や才能を持っているかに気づくこと。もっと自信とプライドを持ってほしいのです。自分自身への疑いを手放して、夢の実現のための一歩を行動にするのです。そのための勇気と決断力を、私があなたに授けます。あなたの前に続く真実の道を進めば、きっとわかるはず。あなたがこの世で、一体なにをしなければならないのかが。

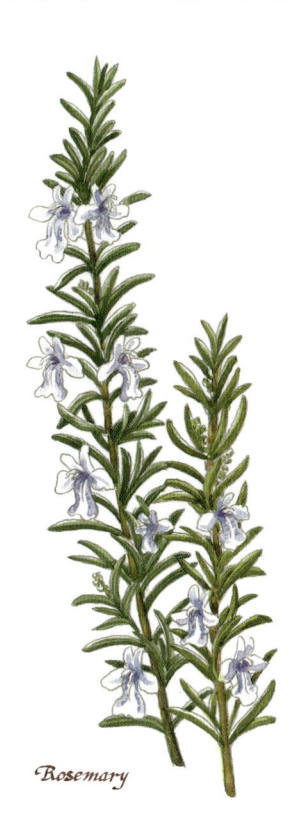

Gettou
ゲットウ（月桃）

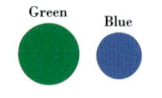

芯の強さと
しなやかさを与える

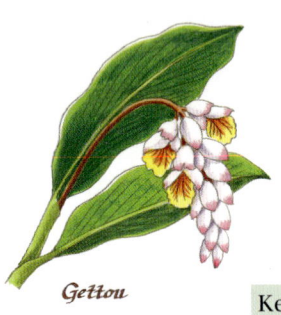

Green　Blue

- 学名　　　　*Alpinia speciosa*
- 科名　　　　ショウガ科
- 抽出部位　　葉
- 抽出方法　　水蒸気蒸留法
- ノート　　　ミドルノート
- 香りの強さ　中程度
- 主要成分　　テルピネン-4-オール、ボルネオール、サビネンなど
- 主産地　　　日本（沖縄）
- 芳香の特徴　甘みとさわやかさが融合した、しみとおるグリーン調の香り
- 注意事項　　特になし

Keyword：おおらかさ、受容性、柔軟性

【この精油の特徴とテーマカラー】

魂と身体を結びつけ、地に足をつけながらも、スピリチュアルな領域に心を開かせる精油です。豊かな大地や自然を受け入れ、つながりながら、神聖な存在に祈るようなイメージ。沖縄の豊かな緑と、海と空のように、グリーン・ブルータイプの人の心に、のどかさと平和を与えます。感情と思考の迷いを解き放ち、しなやかさの中にゆるぎない芯を作ってくれます。

【心・身体・肌への作用】

心：脳を刺激する作用があるので、集中力を高める効果があります。また、不安や緊張をやわらげ、安眠へ導くはたらきも。心にやすらぎを与える香りです。
身体：殺菌消毒作用、血圧降下作用、防虫作用、鎮静作用など。
肌：収斂（しゅうれん）作用、保湿作用、抗酸化作用、デオドラント作用など。

【こんな時に使いましょう】

ストレスや緊張から、まわりに対してガードを強めてしまっている時や、自分のペースが守れないと感じる時に。コットンに落とした精油で、いつでもどこでも芳香浴を楽しみましょう。

【植物の特徴】

サンニンの愛称で親しまれる、沖縄で非常にポピュラーなハーブ。鈴のような、可憐な白とピンクの花を咲かせます。その精油は、100kgの葉から100gしか抽出できない、とても貴重なもの。従来は虫よけの目的で使われましたが、最近は美肌作用で注目を集めています。

精油からのメッセージ

さあ、大きく深呼吸をしてみましょう。私が育った沖縄の海と空、その穏やかで心地よい空気を、あなたにも感じてほしいのです。大地にしっかりと根づいて、ゆるぎない芯を持ちながら、自己表現はしなやかで軽やか、そんなあなたに変われそうな気がしませんか？

Tea tree
ティートリー

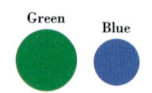

忍耐力を高め
視野を広げる

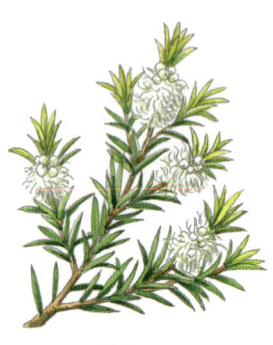

Green **Blue**

- 学名　　　　*Melaleuca alternifolia*
- 科名　　　　フトモモ科
- 抽出部位　　葉
- 抽出方法　　水蒸気蒸留法
- ノート　　　トップノート
- 香りの強さ　中～強
- 主要成分　　α-ピネン、テルピネン-4-オール、1,8-シネオールなど
- 主産地　　　オーストラリア
- 芳香の特徴　フレッシュで鋭く、やや苦みのあるウッディー調の香り
- 注意事項　　敏感肌への皮膚刺激あり

Keyword：忍耐力、客観性、回復

【この精油の特徴とテーマカラー】

心身を浄化し、免疫力や忍耐力を高めてくれる精油です。まわりの人や環境に影響されて不安や猜疑心を強め、なにかをあきらめてしまいがちなグリーンタイプの人に、うたれ強さをもたらします。思考をクールにするので、冷静になることで自分に立ちもどれるブルータイプの人にもおすすめです。

【心・身体・肌への作用】

心：強い刺激作用、浄化作用を持つ香りであるため、ショック状態から心をよみがえらせるはたらきを持ちます。慢性的な不安や被害者意識、猜疑心のある状態から解放します。

身体：免疫活性作用（白血球を活性化）、抗ウイルス作用、去痰作用、殺菌消毒作用、強心作用、発汗作用、口内炎や歯肉炎の改善など。

肌：抗感染作用、抗炎症作用（特にやけど、ただれ、いぼ、湿疹）など。

【こんな時に使いましょう】

忍耐を強いられる状況で、意志を強く持つ必要がある時や、ネガティブなものの見方を手放し状況を冷静に判断したい時などに。アロマバスで心身ともに浄化しましょう。

【植物の特徴】

オーストラリアでのみ生育する木で、葉がお茶として飲めるため「お茶の木（ティートリー）」の名前がつけられました。原住民アボリジニは、この葉を傷の治療に用いていたといわれます。この精油は優れた殺菌消毒作用と免疫活性作用を持つとされ、注目されています。

精油からのメッセージ

自分を取り巻く状況が苦しい時ほど、八方ふさがりな気がして、心を閉ざしてしまったことはありませんか？ つらさ、苦しさをがまんするのではなく、その感情をありのままに見つめ、そして軽やかに手放していきましょう。思いもよらぬ解決策が見つかるかもしれませんよ。

Pine
パイン

他者との境界線を
明確にする

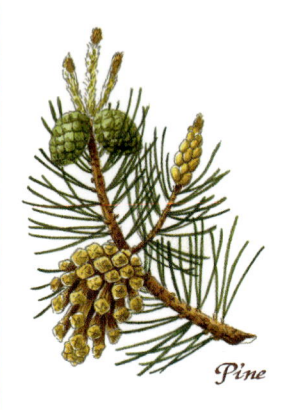

Green　Red

- 学名　　　　 *Pinus sylvestris*
- 科名　　　　 マツ科
- 抽出部位　　 葉と球果
- 抽出方法　　 水蒸気蒸留法
- ノート　　　 ミドルノート
- 香りの強さ　 中程度
- 主要成分　　 ボルネオール、カジネン、カンフェン、酢酸ボルニルなど
- 主産地　　　 スコットランド、ノルウェーなど
- 芳香の特徴　 フレッシュな森林の香りに樹脂のニュアンス
- 注意事項　　 敏感肌への皮膚刺激あり

Keyword：強化、自己確立

【この精油の特徴とテーマカラー】

森林浴をイメージさせる精油。木のように自分の中心に落ち着く、センタリングの状態に導きます。他人の影響を受けやすいグリーンタイプの人が、自分の軸を持つことをサポートします。不満や不安を一掃し、自分の価値を認められるように導いてくれます。気持ちを落ち着けるので、グラウンディングが必要なレッドタイプの人にもおすすめです。

【心・身体・肌への作用】

心：すっきりとした香りのこの精油は、強い浄化作用を持つため、精神的な疲労や衰弱に対して心を強化し、自信と自己承認の気持ちをもたらします。また、森林浴効果もあります。
身体：殺菌消毒作用、抗感染作用、刺激作用、腎臓の浄化、血行促進作用、鎮痛作用など。
肌：湿疹や乾癬（かんせん）への殺菌作用、抗炎症作用など。

【こんな時に使いましょう】

他人と自分を比べて劣等感を抱いてしまった時や、どうせ自分はだめだという投げやりな気持ちになってしまった時などに。アロマスプレーを作って、リフレッシュしましょう。

【植物の特徴】

主に北欧で見られる大きな針葉樹。樹皮は赤みがかっています。結核や肺炎などへの薬理作用が古くから認められており、宗教的な儀式にもよく用いられ、ネイティブアメリカンは魂の浄化のためにこの木を燃やしたといわれます。垂直で長い幹を持つため、帆船のマストにも利用されました。

精油からのメッセージ

あなたがもし、今までのやり方を続けていてはだめだとはっきり感じているのなら、今が考えや行動を変える時。まずは、自分の価値をしっかり認めてあげること。それができたら、もう他人や世間に振り回される必要はありません。力強く、あなたの生きたい人生に踏み出しましょう。

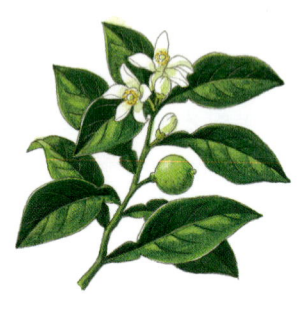

Petitgrain
プチグレン

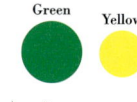

穏やかな自分を
取りもどさせる

・学名	*Citrus aurantium*
・科名	ミカン科
・抽出部位	葉と小枝
・抽出方法	水蒸気蒸留法
・ノート	トップ〜ミドルノート
・香りの強さ	中程度
・主要成分	酢酸リナリル、リナロール、ネロール、ゲラニオール、リモネンなど
・主産地	イタリア、スペイン、パラグアイなど
・芳香の特徴	さわやかなウッディー調にほのかに甘いフローラル調が融合
・注意事項	特になし

Keyword：ほがらかさ、解放感

【この精油の特徴とテーマカラー】

感情のバランスをとる精油です。抑圧した感情を意識にのぼらせ、自分の本当の気持ちに気づかせてくれます。自分の本音に鈍感な、グリーンタイプの人の感情を解放します。目先の出来事にまどわされることなく、自分の進むべき理想や真実の道を安心して歩む助けになります。不安や緊張にとらわれやすい、イエロータイプの人にもおすすめです。

【心・身体・肌への作用】

心：鎮静と高揚の両方の作用を持ち、心をリフレッシュさせます。怒りとパニックにとらわれた時はそれをしずめ、落ち込んだ時には自信を持たせてくれます。心を浄化し、平和をもたらします。
身体：神経への鎮静作用、安眠作用、免疫活性作用、神経性の胃腸障害の改善作用など。
肌：皮膚強壮作用、ニキビ肌や脂性肌への殺菌・浄化作用、デオドラント作用など。

【こんな時に使いましょう】

不安や落ち込みなどのネガティブな感情で心が落ち着かない時や、安心して眠れない時に、アロマバスや眠る前の芳香浴で思いきりリラックスしましょう。

【植物の特徴】

ビターオレンジの葉と小枝からとれる精油をプチグレンといい、花からとれる精油をネロリといいます。プチグレンという名前は「小さな粒」を意味します。これは、もともとオレンジの葉ではなく、未熟な小さな果実から精油が抽出されたことに由来しています。

精油からのメッセージ

あなたは今、忙しすぎて、あるいはまわりの人や状況に振り回されて、心にゆとりとスペースがほしいのかもしれません。あなたの疲れや緊張を、私が解きほぐします。心に平和と安心感がもどったあなたは、ゆったりと、けれど確実に、自分の進むべき道を歩いていけるはずです。

ブルーのアロマ

自己表現をサポートする
信頼のアロマ

　ブルータイプの人を癒す精油は、理知的で冷静なイメージそのままに、シャープでクリアな香りと、心の奥深くまでしみとおる清涼感が特徴といえます。ブルーは、コミュニケーションをつかさどる、のどのチャクラと対応する色です。何かを伝えたいのに、のどがつまったように感じる時に使うと、のどや鼻のとおりをよくして、すっきりと言葉で表現する道筋ができるよう促してくれます。

　考えてばかりで頭が疲れてしまった時に、雲ひとつない青空のようなクリアーなマインドにリセットしてくれる、そんな爽快感をもたらしてくれる香りがおすすめです。

おすすめの精油

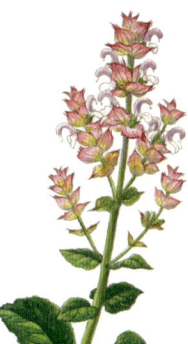

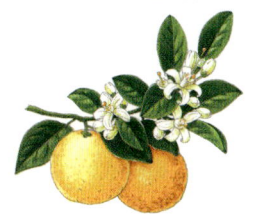

明るさと気楽さをもたらす
スイートオレンジ → P.158

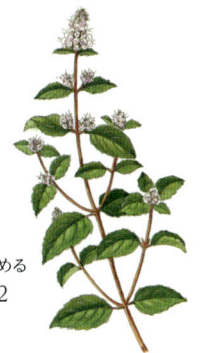

ひらめきを与え創造性を高める
ペパーミント → P.162

明晰さを回復させる
クラリセージ → P.154

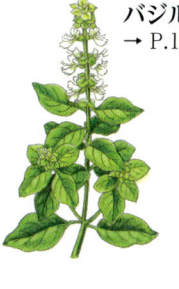

バジル
→ P.170

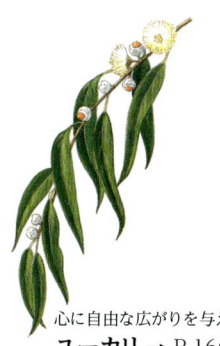

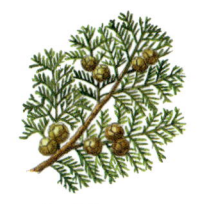

心に自由な広がりを与える
ユーカリ → P.166

ヒノキ
→ P.172

おすすめのアロマレシピはP.250〜255へ。

Clary sage
クラリセージ

Blue　Yellow

明晰さを回復させる

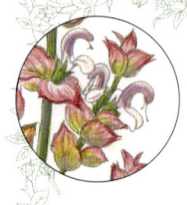

- 学名　　　　Salvia sclarea
- 科名　　　　シソ科
- 抽出部位　　葉と花
- 抽出方法　　水蒸気蒸留法
- ノート　　　トップ〜ミドルノート
- 香りの強さ　中〜強
- 主要成分　　酢酸リナリル、リナロール、スクラレオールなど
- 主産地　　　フランス、ロシア、モロッコなど
- 芳香の特徴　あたたかくスパイシーで、ビターに甘いナッツのような香り
- 注意事項　　妊娠中は避けること、少量で使用すること、アルコールとの併用や運転時は避けること

Keyword：幸福感、明晰性、直感

【この精油の特徴とテーマカラー】

この香りは、心身をリラックスさせながらも感覚を研ぎ澄ませます。落ち込みやすいブルータイプの人の精神を高揚させ、直感を活性化させて、明晰性を取りもどすサポートをしてくれます。自分のブループリント（生きる使命や目的）につながりたい人に対して、インスピレーションを現実にもたらす助けにもなります。また、神経を消耗しがちなイエロータイプの人にも、落ち着きと幸福感を与えるのでおすすめです。

【心への作用】

心がほぐれていくような幸福感を感じさせる香り。神経の疲労、緊張、パニック状態をリラックスさせ、軽いトランス状態に導き、心をゆるめ高揚させる作用があります。

【身体への作用】

子宮強壮作用、女性ホルモンの調整作用（月経不順、月経前緊張症など）、鎮静作用、血圧降下作用、鎮痛作用（頭痛・偏頭痛、月経痛）、制汗作用、催淫作用など。

【肌への作用】

皮膚再生作用、皮脂抑制作用（特に頭皮のフケ、脱毛の改善）など。

【こんな時に使いましょう】

神経の疲れや不安で心が混乱している時や、気分の浮き沈みや落ち込みが激しい時に、アロマバスをゆったりと楽しみましょう。

【植物の特徴】

クラリセージの名前の語源は、「明るい」「清浄な」を意味するラテン語の「クラルス」。種子を水につけるとまわりがゼリー状になるため、それを目のごみ取りに使ったことに由来しています。ドイツのワイン業者がマスカットワインの風味づけにこの香りを利用して以来、香水をはじめとする香料の原料として幅広く利用されている植物です。

クラリセージ
香りのイメージ

甘くあたたかい香りが胸から頭の方へ立ちのぼり、現実の世界から一瞬ワープしたような、気持ちよく酔ったような心地よさを感じることができます。

Image Memo

安定感、重心がさがる	★
喜びや幸福感、官能的	★★★★
バランス、中心に落ち着く	★★
優しさ、包み込む感じ	★★
感性が研ぎ澄まされる	★★★★
神聖な感じ、瞑想に	★★★

香りのイメージ 風景

カナダのバンフやカルガリーに点在する、美しい森と湖の風景。雲ひとつない青い空と、それを鏡のように映し出すターコイズブルーの湖。静かに研ぎ澄まされた時間と空間の中に思わず吸い込まれそうな、そんな情景をイメージさせます。

精油からのメッセージ

あなたが自分のことをはっきりと見られないのは、心の青空に立ちこめる雲のせい。不安や混乱があると、明晰な決断ができないものです。さあ、私と一緒に感情の雲を洗い流して、心に青空を取りもどしましょう。そして、あなたにふりそそぐ直感やインスピレーションとつながるのです。そうすれば、あなたが何者で、人生の目的はどんなことで、そのためになにをしなければならないかが、だんだんわかってきたでしょう？　大切なことに気づくことができた喜びや至福の感情が湧きあがってきたら、もう大丈夫。夢に向かって、リラックスして楽しみながら、迷わずに進むことができるはずです。

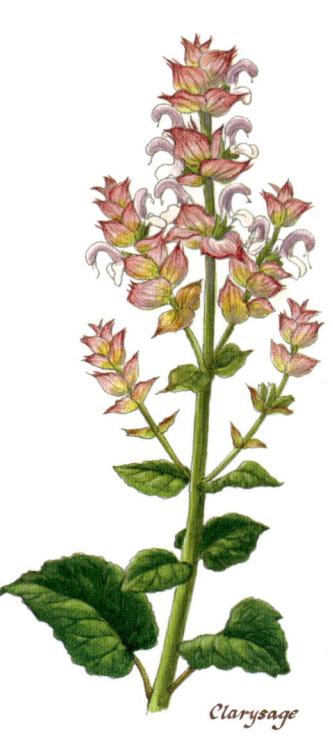

Clarysage

Orange sweet
スイートオレンジ

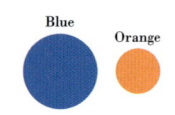

明るさと気楽さをもたらす

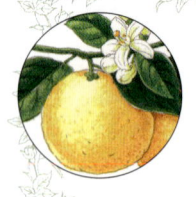

- 学名　　　　*Citrus sinensis*
- 科名　　　　ミカン科
- 抽出部位　　果皮
- 抽出方法　　圧搾法
- ノート　　　トップノート
- 香りの強さ　中〜強
- 主要成分　　リモネン、ネロール、シトラールなど
- 主産地　　　アメリカ、ブラジル、イタリアなど
- 芳香の特徴　あたたかで甘いシトラス調の香り
- 注意事項　　光毒性あり、敏感肌への刺激作用あり

Keyword：楽観、柔軟性、笑顔

【この精油の特徴とテーマカラー】

元気と明るさに満ちた太陽のイメージを持つオレンジの香りは、不快感や緊張をゆるめ、気楽にしなやかに物事に取り組めるようサポートしてくれます。オレンジ色の補色であるブルータイプの人にとっては、自分にない要素を補ってくれる精油。いやなことをいやといえず、ストレスを内側にためて、自分の殻に閉じこもってしまうブルータイプの人の、鬱積した感情をやわらげてくれます。また、果実の色と同じオレンジタイプの人にも、明るさや楽しさをアップしてくれるのでおすすめです。

【心への作用】

明るさと高揚感をもたらします。ネガティブな思考や落ち込みを一掃し、ポジティブな思考に導きます。緊張とストレスを解放しリラックスさせるので、物事にうんざりした時などにも、助けになってくれるはずです。

【身体への作用】

消化促進作用、食欲増進作用、鎮静作用、解熱作用、強壮作用、抗菌作用、発汗作用など。

【肌への作用】

コラーゲンの形成促進作用、乾燥肌・老化肌への保湿作用など。

【こんな時に使いましょう】

仕事や人間関係に疲れてうんざりしている時や、やる気を出すために気分転換・リフレッシュしたい時に、いつでもどこでも持ち歩けるアロマスプレーを使いましょう。

【植物の特徴】

名前の語源は、アラビア語の「ナランジ」。オレンジは、アラブやヨーロッパで古くから食用や薬用に用いられました。美のシンボルともされ、ギリシャ神話の中で、最も美しい女神に捧げられた黄金のリンゴは、オレンジのことだったともいわれます。たくさんの実を一度につけるため富や豊かさの象徴とされ、ベルサイユ宮殿にもオレンジ園が残されています。

スイートオレンジ
香りのイメージ

身体と心に太陽の光がやさしくふりそそいでくるような気持ちがします。幸せとすこやかさが胸いっぱいに広がって、思わず笑顔がこぼれそうです。

Image Memo

安定感、重心がさがる	★★
喜びや幸福感、官能的	★★★★
バランス、中心に落ち着く	★★★
優しさ、包み込む感じ	★★★
感性が研ぎ澄まされる	★★
神聖な感じ、瞑想に	★

香りのイメージ風景

フロリダ・ディズニーワールドの休日。子どもにせがまれてやって来たのに、いつの間にか自分の方が楽しくなって。仕事のことばかり考えていたけれど、今日だけは子どもと一緒に童心に帰って思いきり遊んでみたくなる、そんな情景をイメージさせます。

精油からのメッセージ

仕事も人間関係も、なにもかもうんざりしてしまった時は、私を呼んでください。あなたは本当によくがんばっていると思います。ちょっとがんばりすぎるくらい。だから、いい加減な人が許せないのかもしれません。けれど他人に完璧を求めるのは難しいもの。それならいっそ、あなたがいい加減になってみるのはいかがでしょうか？時には誰かにフォローしてもらったり、相談に乗ってもらうことも必要です。さあ、肩の力を抜いて、私と思いきり休日を楽しみましょう。太陽の光をいっぱいに浴びたら、ハートも全開！　気楽に生きられる人ほど幸せになれる、これが私の哲学なのです。

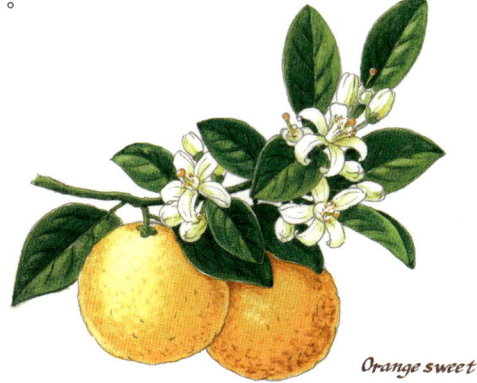

Orange sweet

Peppermint
ペパーミント

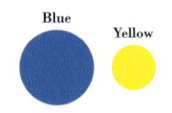

ひらめきを与え創造性を高める

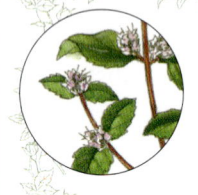

- 学名　　　　　*Mentha piperita*
- 科名　　　　　シソ科
- 抽出部位　　　葉
- 抽出方法　　　水蒸気蒸留法
- ノート　　　　トップノート
- 香りの強さ　　強

・主要成分　　メントール、メントン、1,8-シネオール、リモネンなど
・主産地　　　アメリカ、フランス、スペイン、イギリスなど
・芳香の特徴　フレッシュでさわやかな甘さと強い清涼感のある香り
・注意事項　　妊娠中は避けること、敏感肌への刺激作用あり

Keyword：直感、目的意識、明晰性

【この精油の特徴とテーマカラー】

頭の中を心地よく刺激するペパーミントの香りは、感覚器官を研ぎ澄ませて、インスピレーションや直感をスムーズに受け入れさせてくれます。自分の直感を信頼するブルータイプの人に、おすすめの精油です。夢や理想を具体的に視覚化し、ポジティブな未来予想図を描けるようサポートしてくれるはず。また、雑念にとらわれることがあるイエロータイプの人にも、集中力と客観性をもたらしてくれます。

【心への作用】

熱を冷ます作用があるので、怒り、ヒステリーといった興奮状態をしずめ、気分を爽快にさせます。一方で、無気力状態を刺激して、元気を即効で回復させるはたらきも。

【身体への作用】

解熱作用、呼吸器系の不調（特に気管支炎、喘息、鼻づまり）の改善、消化器系の不調（特に消化不良、吐き気、下痢、便秘）の改善、刺激作業、頭痛・偏頭痛の緩和。

【肌への作用】

収斂作用、抗炎症作用、冷却作用、皮膚軟化作用など。

【こんな時に使いましょう】

現実に追われるばかりで自分の目標を見失っていると感じる時や、ひらめきや直感を信頼することができない時に。朝の芳香浴、あるいはアロマスプレーがおすすめ。

【植物の特徴】

ミントの名前の由来は、ギリシャ神話の妖精「メンタ」。ミントは古くから神聖な場所で使われ、古代ユダヤ教の教会の床にミントを敷く習慣があったといわれます。また、ハーブとしてお茶や料理、お菓子作りに幅広く使われ、ガーデニングでも、ペパーミントを植えるだけで、大切な植物の害虫駆除の役割もはたすことが出来るとされています。

ペパーミント
香りのイメージ

クールで刺激的な香りが、鼻から頭頂部へ直線的に抜けていく感じがします。それはひとすじの光のように、なにかに向かっていく強さ、鋭さをもたらします。

Image Memo

安定感、重心がさがる	★
喜びや幸福感、官能的	★★★
バランス、中心に落ち着く	★★
優しさ、包み込む感じ	★★
感性が研ぎ澄まされる	★★★★
神聖な感じ、瞑想に	★★

香りのイメージ風景

オーストラリア大陸最東端のバイロンベイで、いっぱいに風を受けて、夜明け前の海を照らす灯台の光を見つめて。その力強くまっすぐな光線のように、自分のヴィジョンや目標が明らかになりそうな、そんな情景をイメージさせます。

精油からのメッセージ

あなたは自分のことを直感がない人、と思い込んでいませんか？ ふとしたアイディアや考えが何の脈絡もなく浮かんだり、「これっていいかも！」と思うこと、それはすべて、直感のなせる業。直感は、あなたがちゃんと受け取れるような形でやってくるのです。問題は、それを受け取ったあと。裏づけがないからといって疑ったり、信じて行動するのが恐くてやめてしまうなんてもったいない！ 直感やひらめきに隠されているものは、あなたの人生の真の目的やヴィジョンに関わることなのです。どうかその不思議な思いつきを行動にしてください。その日から、人生が劇的に変わるかもしれませんよ。

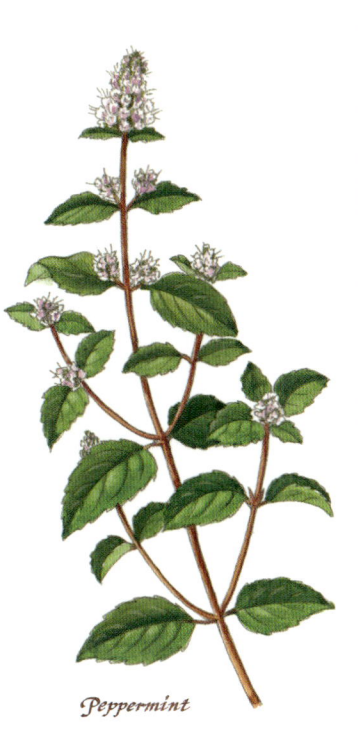

Peppermint

Eucalyptus
ユーカリ

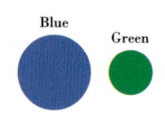

心に自由な広がりを与える

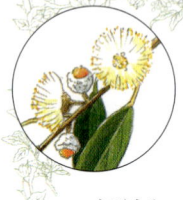

- ・学名　　　　　*Eucalyptus globulus*
- ・科名　　　　　フトモモ科
- ・抽出部位　　　葉
- ・抽出方法　　　水蒸気蒸留法
- ・ノート　　　　トップノート
- ・香りの強さ　　強
- ・主要成分　　1,8-シネオール、α-ピネン、リモネンなど
- ・主産地　　　オーストラリア、北アメリカ、中国など
- ・芳香の特徴　強くフレッシュで、樟脳に似たグリーン調の香り
- ・注意事項　　高濃度で使用すると皮膚刺激あり、高血圧・てんかん症状がある場合は使用しない

Keyword：自由、平和、清涼感

【この精油の特徴とテーマカラー】

すっきりとシャープなユーカリの香りは、のどや鼻をつきぬけていく爽快感があります。この香りは、緊張感や圧迫感、息苦しさから解放し、自由で豊かな人生観をもたらします。まじめで責任感が強い、ブルータイプの人のサポートになる精油です。感情を抑圧して問題をひとりで抱え込もうとすると、ストレスで息がつまってしまいます。そんな時は、この精油の力を借りてみてください。また、自分の意志や決意をかためるサポートにもなるため、グリーンタイプの人にもおすすめです。

【心への作用】

情緒を安定させ冷静にする作用があるので、頭脳を明晰にし、集中力を高めてくれます。また、心身の閉塞状態を解放し、心のわだかまりをすっきりさせてくれるはず。

【身体への作用】

抗ウイルス作用、呼吸器系の不調（喘息、副鼻腔炎、たん、花粉症など）の緩和、解熱作用、頭痛・偏頭痛の鎮痛作用、免疫活性作用など。

【肌への作用】

創傷・やけど・虫さされ症状の緩和など。

【こんな時に使いましょう】

プレッシャーがあって息苦しい時や、責任感や義務感から無理をしてがんばりすぎている時に。熱湯を入れたマグカップに精油を落として、集中的に芳香浴をしてみましょう。

【植物の特徴】

名前の語源はギリシャ語の「覆われたおしべ」という言葉。オーストラリアの原住民アボリジニはユーカリを「キノ」と呼び、古くから傷の手当てや高熱・伝染病の治療に使用してきたといわれます。マラリア熱に対して有効とされ、マラリアが発生する国で生育しているという傾向もありました。現在でもメディカルハーブとしての位置づけが強い植物です。

ユーカリ
香りのイメージ

クリアでシャープな香りが鼻から頭をつきぬけて、それからのどとハートにおりて、しみわたっていきます。細胞が生まれ変わって目覚める感じがします。

Image Memo

安定感、重心がさがる	★
喜びや幸福感、官能的	★★
バランス、中心に落ち着く	★★★
優しさ、包み込む感じ	★★
感性が研ぎ澄まされる	★★★★★
神聖な感じ、瞑想に	★★★

香りのイメージ風景

タヒチ、ボラボラ島での休日。つきぬける青い空、椰子の木やティアレの花、熱帯魚の群れ、きらきら光る海。目に見えるものすべてが鮮やかでピュアで開放的で、自分のちっぽけなプライドや固定観念はどうでもよくなって……そんな情景をイメージさせます。

精油からのメッセージ

あなたには今、息苦しい感覚がありませんか？　義務感や責任感でがんじがらめになって、プレッシャーで押しつぶされそうになっているのかもしれません。さあ、私と一緒に南の島へバカンスに出かけましょう。そこにはあなたを制限するものは何ひとつありません。あたたかく穏やかな海と、イルカたちの人なつこい笑顔。あなたに必要なのは、人生を楽しむ遊び心。やるべきことではなく、心からやりたいことをやってみませんか？　人からどう思われようとかまわないではありませんか。イルカと思いきり戯れたあなたの心にはもはやとらわれはなく、豊かで意味のある人生の青写真を描くことができるのです。

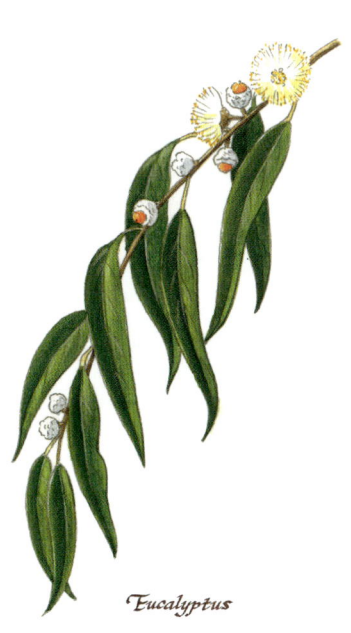

Eucalyptus

Basil
バジル

感性を研ぎ澄ませ
心を解放する

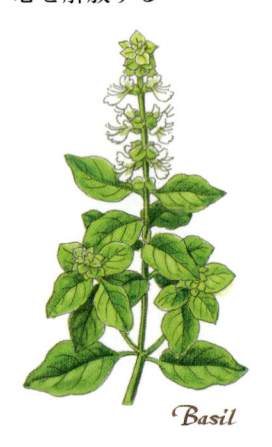

Blue　Green

・学名	*Ocimum basilicum*
・科名	シソ科
・抽出部位	葉と花
・抽出方法	水蒸気蒸留法
・ノート	トップノート
・香りの強さ	強
・主要成分	リナロール、オイゲノール、メチルカビコール、リモネンなど
・主産地	北アフリカ、フランス、セーシェルなど
・芳香の特徴	明るくフレッシュでほのかに甘みのあるハーブ調の香り
・注意事項	妊娠中は避けること、敏感肌への皮膚刺激あり

Keyword：直感、自由、自己表現

【この精油の特徴とテーマカラー】

ハートチャクラ（グリーンに対応）とのどチャクラ（ブルーに対応）にはたらきかけるといわれる精油。不安で自信のない気持ちを解放し、相手のリアクションを気にせず自由に感情を表現することをサポートしてくれます。感覚を鋭敏にするので、自分の直感を信頼し、内なる声に耳を傾けることを促します。

【心・身体・肌への作用】

心：くっきりとさわやかな香りは、弱くなった神経を強壮し、感覚を研ぎ澄ませます。神経過敏な状態をしずめる一方で、落ち込んだ気持ちやうつ状態を高揚させる作用があります。

身体：頭痛・偏頭痛の改善、刺激作用、消化促進作用、呼吸器系の不調の改善、嗅覚の回復、アレルギー症状の緩和、殺菌作用、女性ホルモンの調整作用など。

肌：皮膚強壮作用、殺菌作用、浄化作用など。

【こんな時に使いましょう】

相手の反応が気になって素直な感情を表現できない時や、そんな自分を責めて落ち込んでしまった時などに。芳香浴やアロマスプレーを使って、心をオープンにしましょう。

【植物の特徴】

名前の語源はギリシャ語の「バジリコス」で、王様を意味します。その由来は一説では、バジルはハーブの王様だからだとか。インドでは、バジルに人間を保護する性質があるとして神々に捧げられた歴史があり、またアーユルヴェーダでも広く用いられています。

精油からのメッセージ

自分の素直な気持ちを心地よく、自由に表現できていますか？頭で考えすぎてうまく言葉にならない時には、どうか私に助けを求めてほしいのです。大切なのは、ありのままの生き生きとしたあなた自身を伝えること。ハートが開いたら、ほら、頭ではなく心の中から、言葉が飛び出してくるでしょう？

Hinoki
ヒノキ

本当の自分に
気づかせる

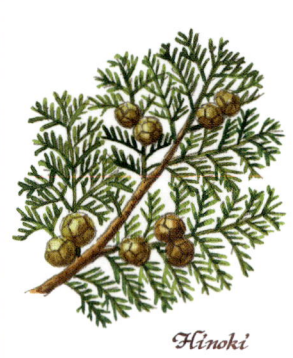

Blue　Green

・学名	*Chamaecyparis obtuse*
・科名	ヒノキ科
・抽出部位	木部（心材）
・抽出方法	水蒸気蒸留法
・ノート	ベースノート
・香りの強さ	中程度
・主要成分	α-ピネン、ボルネオール、酢酸ボルニル、ヒノキオールなど
・主産地	日本、台湾など
・芳香の特徴	みずみずしさを感じるフレッシュな森林の香り
・注意事項	妊娠中は避けること、皮膚刺激あり、少量で使用すること

Keyword：真実、方向性、直感

【この精油の特徴とテーマカラー】

まっすぐに天高く伸びていくヒノキから抽出された香りは、高い志に向かってまっすぐに進む意欲を与えてくれます。自分の人生の目的や使命につながることがテーマの、ブルータイプの人におすすめ。また、客観的に自分を見ることを促すので、決断に迷いがちなグリーンタイプの人には、真実の道を歩くための決断力を高めてくれます。

【心・身体・肌への作用】

心：思わず深呼吸をしたくなる森林の香りは、緊張やストレス、イライラを鎮静させ、リラックスをもたらします。疲れた神経を癒し、元気を回復させてくれます。
身体：抗菌作用、鎮静作用、防虫作用など。
肌：抗炎症作用、皮膚強壮作用、デオドラント作用など。

【こんな時に使いましょう】

自分らしい生き方ができていないと感じている時や、自分の生きる使命や目的を探したいと思った時などに。アロマバスに使ったり、目を閉じて瞑想しながら芳香浴をしてみましょう。

【植物の特徴】

害虫や湿気に強く殺菌作用の高い木として、ヒノキは古くから神社仏閣や浴槽の建材として用いられてきました。この香りを嗅ぐだけで、心身に森林浴と同じ効果がもたらされるとされています。またこの精油は、日本原産の和精油の代表的存在でもあります。

精油からのメッセージ

あなたの夢は何ですか？　その夢を今も持ち続けていますか？　もしも、こんな人生を送るはずではなかったと思うのなら、静かに自分の心と向き合ってみましょう。本当の答えは、あなたの内側にあるのです。今こそ、あなたが生まれてきた意味に気づく時。答えがわかったら、さあ、行動あるのみです！

バイオレットのアロマ

神秘的な香りで瞑想をもたらす癒しのアロマ

　バイオレットタイプの人を癒す精油としておすすめなのは、穏やかで深みがあり、神聖な感覚をもたらしてくれるもの。どんな香りかをひとことでいい表せないような、複雑さも持っている精油です。バイオレットの色は頭頂部のチャクラと対応しますので、頭痛や不眠に対して作用のある精油もおすすめです。自己主張は強くないけれどどこか神秘的で崇高なイメージの香りたちが、自分の心の一番深いところまで、連れていってくれるかもしれません。

おすすめの精油

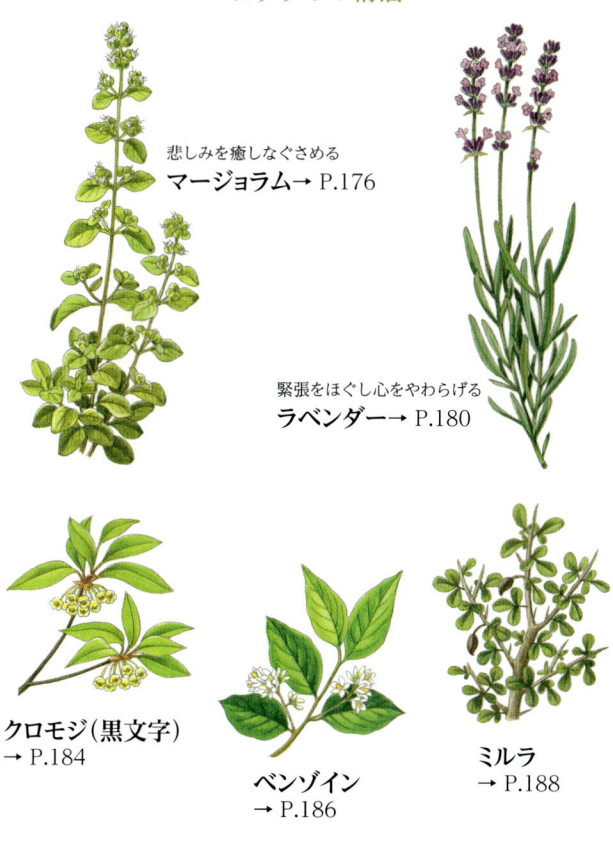

悲しみを癒しなぐさめる
マージョラム→ P.176

緊張をほぐし心をやわらげる
ラベンダー→ P.180

クロモジ（黒文字）
→ P.184

ベンゾイン
→ P.186

ミルラ
→ P.188

おすすめのアロマレシピはP.256〜261へ。

Marjoram
マージョラム

悲しみを癒しなぐさめる

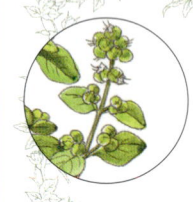

Violet　Pink

・学名	*Origanum majorana*
・科名	シソ科
・抽出部位	葉
・抽出方法	水蒸気蒸留法
・ノート	ミドルノート
・香りの強さ	中程度
・主要成分	テルピネン-4-オール、リモネン、サビネン、オシメンなど
・主産地	フランス、イギリス、スペイン、エジプトなど
・芳香の特徴	あたたかくスパイシーで、かすかに甘いハーブ調の香り
・注意事項	妊娠中は避けること

Keyword：共感、安心、慈愛

【この精油の特徴とテーマカラー】

癒しと慈しみを与えてくれる香りです。悲しみや孤独感、喪失感にとらわれる傾向があるバイオレットタイプの人の繊細な感情を穏やかにしずめ、心にあたたかい安心感をもたらしてくれます。人生におけるすべての出来事は起こるべくして起こっているのだということを受け入れるための、サポートをしてくれるでしょう。また、ピンクがかった色の花を咲かせるマージョラムは、ありのままの自分を愛し、受け入れることがテーマのピンクタイプの人にもおすすめです。

【心への作用】

ストレスからオーバーヒート気味の神経を鎮静させる作用に優れています。不安や緊張をやわらげるほか、根の深いショックやトラウマを解放し、心をなぐさめるはたらきがあります。

【身体への作用】

血行促進作用、鎮痛作用(特に筋肉痛、頭痛、月経痛)、強心作用、鎮静作用、消化器系の不調(特に消化不良、便秘、腸内ガス)の改善、抗炎症作用、通経作用など。

【肌への作用】

創傷(そうしょう)の緩和、くま・くすみの改善など。

【こんな時に使いましょう】

悩み事をひとりで抱え込んで神経が疲れきっている時や、誰もわかってくれないという孤独感が強い時に。眠る前のアロマバスや肩、首筋のマッサージがおすすめです。

【植物の特徴】

幸せを象徴するハーブといわれるマージョラムは、古代ギリシャ時代から薬草として広く用いられました。語源はラテン語の「より大きい、より長い」という単語「マヨル」という説があり、長寿のハーブとしても知られています。結婚した夫婦の幸福を祈って贈られた一方で、墓地に植えて死者の魂に平安をもたらすためにも用いられたといわれています。

マージョラム
香りのイメージ

あたたかい香りはゆっくりと身体の中を満たしていって、深いリラックス感を与えてくれます。心の渇いた部分にしみこんでいく感じがします。

Image Memo

安定感、重心がさがる	★★★
喜びや幸福感、官能的	★★★
バランス、中心に落ち着く	★★★★
優しさ、包み込む感じ	★★★★
感性が研ぎ澄まされる	★★★
神聖な感じ、瞑想に	★★★★

香りのイメージ風景

雪景色の湯布院温泉。老舗旅館の談話室ですごす夜。暖炉の火、ゆったりしたソファ……好きなだけここにいていいよと言われている気分。真冬なのに、ひとりきりなのに、なんだか愛と幸福感がひたひたと胸を満たしていく、そんな情景をイメージさせます。

精油からのメッセージ

ひとりで悩みを抱え込んで、孤独感や不安におそわれそうになったら、私を呼んでください。よかったら私に、つらかったことや、悲しかったことのすべてを話してみませんか。決して傷つけたり、無理にはげましたりはしませんから。ただ、そばにいて、あなたが長い間胸にためていたことを、聞いてあげたいのです。あなたが眠りにつけるまで、そばにいたいのです。ぐっすり眠れる夜が日常になるまで、いつでも私を呼んでください。あなたはありのままで愛される存在、必要とされる存在なのです。心の休息がとれたら、さあ、あなたを待っている人に会いに行きましょう。

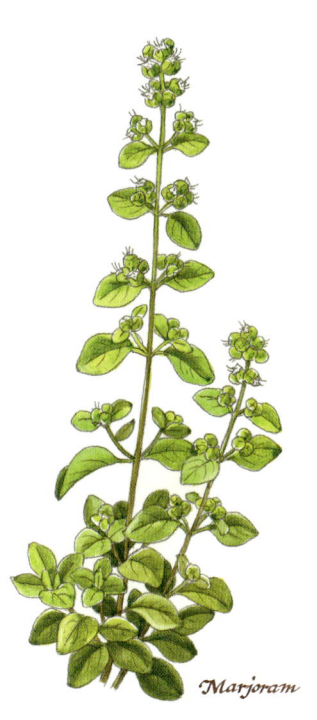

Marjoram

Lavender
ラベンダー

Violet

緊張をほぐし心をやわらげる

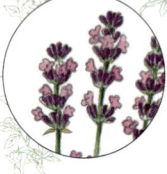

・学名	*Lavandula angustifolia*
・科名	シソ科
・抽出部位	葉と花
・抽出方法	水蒸気蒸留法
・ノート	ミドルノート
・香りの強さ	弱～中
・主要成分	酢酸リナリル、リナロール、オシメン、カリオフィレンなど
・主産地	フランス、イギリス、オーストラリア、ブルガリア、日本など
・芳香の特徴	さわやかなハーブ調とソフトなフローラル調が融合したほのかに甘い香り

Keyword：癒し、慈悲、守護

【この精油の特徴とテーマカラー】

美しいバイオレットの花を咲かせるラベンダーは、バイオレットタイプの人の守護神ともいえる精油。そのやさしい香りは、荷物を抱えて苦しむ人の肩の荷をおろし、なぐさめ、休ませてくれます。バイオレットタイプの人は、自分の意志を通すよりも、相手の意向や期待に応えようと、無意識に自分を抑えてしまう傾向があります。繊細で感受性が豊かなため、ストレスをより大きく感じてしまうことも。そんな時、この精油が、人生を穏やかに、そして自分らしく生きるサポートをしてくれるはずです。

【心への作用】

鎮静・安眠作用で有名な香り。怒りや不安などのネガティブな感情をやわらげ、心を浄化します。感情を抑制しがちで情緒不安定な状態に、バランスと安定感を回復させます。

【身体への作用】

鎮静作用、鎮痛作用(特に筋肉痛、神経痛、頭痛、月経痛)、安眠作用、抗ウイルス作用、血圧降下作用、呼吸器系の不調(特に気管支炎、風邪、喘息)の改善など。

【肌への作用】

皮膚再生作用、やけど・日焼け・創傷(そうしょう)・ニキビなどの炎症の改善など。

【こんな時に使いましょう】

いろいろなことを考えすぎて頭が疲れてしまう時や、傷つきやすく繊細になっていて自分を癒す必要がある時に。アロマバスや、枕元での芳香浴をしてみましょう。

【植物の特徴】

名前の由来はラテン語の「洗う」「青色の」という単語。古代ローマでは、その消毒作用から沐浴時に浴槽にラベンダーを入れたといわれています。また中世には、伝染病の予防に家や教会の床にこの花がまかれ、南仏グラースでは革製の手袋の香りづけにこの精油を用いていたそうです。

ラベンダー
香りのイメージ

草や木や花の香りが複雑にまざり合うやさしい香り。心と頭の両方にじわじわとしみわたり、ネガティブな感情を溶かして流してくれる感じがします。

Image Memo

安定感、重心がさがる	★★★
喜びや幸福感、官能的	★★★
バランス、中心に落ち着く	★★★★
優しさ、包み込む感じ	★★★★
感性が研ぎ澄まされる	★★★
神聖な感じ、瞑想に	★★★★

香りのイメージ風景

北海道、富良野のラベンダー畑。やさしくやわらかな花の香り、どこまでも続く紫のじゅうたん。胸いっぱいに香りを吸い込んだら、疲れや緊張がじわじわとほぐれてきて、胸の奥深くにしまっていた悩みをうちあけられそう。そんな情景をイメージさせます。

精油からのメッセージ

あなたはいつも、自分に求められる役割を謙虚に、そして完全にはたしていきたいと思ってきたのではないでしょうか？ 責任感が強く凛としたあなたのことですから、ほほえみながらも、心の中にあるさまざまな思いに悩んできたのかもしれません。そんなあなたの神経が疲れきってしまわないように、私はあなたを守る天使のように、やさしい翼であらゆるストレスから保護したいのです。繊細で感受性が強いあなたの、肩の力を抜かせてあげたいのです。なにも心配しなくて大丈夫。明日からあなたらしさを素直に、気楽に表現してみてください。きっと、誰からも愛をもって受け入れられるはずですから。

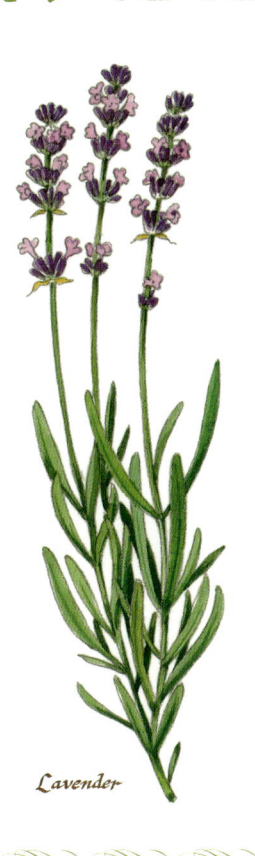

Lavender

Kuromoji
クロモジ（黒文字）

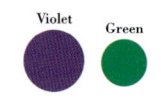

Violet　Green

自分と対話できる
時間を与える

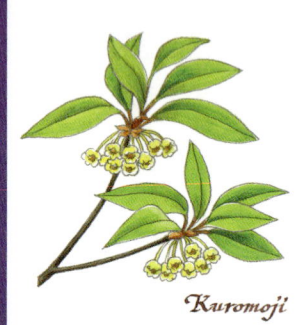

・学名	*Lindera umbellata*
・科名	クスノキ科
・抽出部位	葉と枝
・抽出方法	水蒸気蒸留法
・ノート	ミドルノート
・香りの強さ	中〜強
・主要成分	リナロール、ゲラニオール、酢酸リナリル、リモネンなど
・主産地	日本(伊豆)
・芳香の特徴	深くしみとおる森林の香りに、フローラルが融合した幻想的な香り
・注意事項	特になし

Keyword：調和、安心感、慈愛

【この精油の特徴とテーマカラー】

豊かな森林を思わせる深い香りは、居心地のよい時間と空間を与えてくれます。バイオレットタイプの人が孤独や悲しみを感じる時や、グリーンタイプの人が自分の時間と居場所を確保できないと感じる時は、この精油が癒してくれるはず。他人の影響にとらわれることなく、自分だけの豊かで神聖な時間のすごし方に気づかせてくれるでしょう。

【心・身体・肌への作用】

心：「日本の森」を感じさせるあたたかくなつかしい香りは、不安や緊張をやさしくほぐし、心地よさと安心感をもたらしてくれます。悲しみや落ち込みを癒す包容力も持っています。

身体：殺菌作用、鎮静作用、安眠作用、免疫活性作用、止血作用など。

肌：抗感染作用、創傷（そうしょう）・あせも・虫さされなどの改善、保湿作用など。

【こんな時に使いましょう】

あわただしい毎日で自分の時間とペースが保てないと感じる時や、人に疲れて、自分の内側と向き合って落ち着きを取りもどしたい時などに。芳香浴やデコルテのマッサージでリラックスしましょう。

【植物の特徴】

名前の由来は、枝の黒斑が文字のように見えることから。伊豆地方に昔から生育する木です。明治時代から地元で精油が作られ、石けんなどに利用されてきました。その後一度途絶えた精油作りは、約20年前に復活したそう。大量に生産できないため、希少価値の高い精油です。

精油からのメッセージ

日常の喧騒に疲れたら、一緒に森の中に入ってみませんか？　やわらかい木もれ陽、鳥や虫の声、そして木と土と花が融合した、深い香りの世界。そこであなたは気づくはずです。「時間」というものは、使い方次第でいかに人生に豊かなものを与えてくれるかということに。

Benzoin
ベンゾイン

やさしさと
癒しを与える

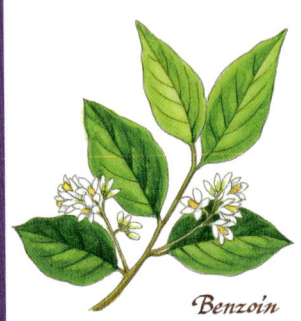

Violet　Pink

- ・学名　　　*Styrax benzoin*
- ・科名　　　エゴノキ科
- ・抽出部位　樹脂
- ・抽出方法　溶剤抽出法
- ・ノート　　ベースノート
- ・香りの強さ　中程度
- ・主要成分　安息香酸ベンジル、桂皮酸、アルデヒド、バニリンなど
- ・主産地　　ジャワ、スマトラ、タイなど
- ・芳香の特徴　やわらかいバルサム調に、甘く濃厚なバニラ様の香り
- ・注意事項　特になし

Keyword：やすらぎ、あたたかさ

【この精油の特徴とテーマカラー】

心配や気苦労をやわらげ、落ち着きと安心感をもたらします。ひとりで悩みを抱え、考えすぎてしまう傾向があるバイオレットタイプの人に、人生がもたらす変化をありのままに受けとめさせてくれるはず。この甘い香りは、愛に満たされない気持ちになってしまった時の、ピンクタイプの人にもおすすめです。

【心・身体・肌への作用】

心：神経を穏やかに鎮静させるはたらきがあります。甘い香りが、緊張やストレスはもちろん、孤独や悲しみをもなぐさめます。疲れて消耗しきった状態を楽にして、穏やかに回復させます。

身体：強心作用、血行促進作用、呼吸器系の強壮作用、利尿作用、血糖値の抑制作用など。

肌：収斂(しゅうれん)作用、保湿作用、抗炎症作用など。

【こんな時に使いましょう】

ひとりきりで心配事を抱えて孤独やさみしさを感じている時や、自分をやさしくケアする必要があると感じた時などに。アロマバスや芳香浴で自分を癒しましょう。

【植物の特徴】

名前は、「ジャワ渡来の香り」という意味の単語に由来。黄や白の花を咲かせる木で、樹脂は赤茶色をしています。古代から悪霊払いの儀式に焚かれ、現代でも寺院の薫香に使われています。安息香とも呼ばれる樹脂は、肌をつややかにするとされ、古くから香水や化粧品に用いられました。

精油からのメッセージ

あなたは、自分自身にたくさんの愛と癒しを与えてあげていますか？　この状況をなんとかしようとあせるより、今は動くタイミングではないのかもしれません。まずは私の甘い香りに身をゆだねて、自分にやさしくしてあげましょう。心が満たされたら、ありのままの自分でよいのだと思えるはずです。

Myrrh
ミルラ

理想と現実に
橋をかける

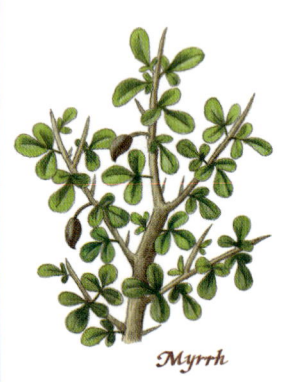

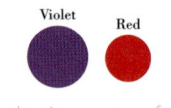

Violet **Red**

- 学名　　　　　*Commiphora myrrha*
- 科名　　　　　カンラン科
- 抽出部位　　　樹脂
- 抽出方法　　　水蒸気蒸留法
- ノート　　　　ベースノート
- 香りの強さ　　中～強
- 主要成分　　　α-ピネン、オイゲノール、リモネン、カジネン、シンナミックアルデヒドなど
- 主産地　　　　ソマリア、エチオピア、スーダンなど
- 芳香の特徴　　スモーキーでバルサム調の香りにほのかに麝香のニュアンス
- 注意事項　　　強い通経作用があるため妊娠中は避けること

Keyword：変容、統合

【この精油の特徴とテーマカラー】

大地に根づかせながらスピリチュアルな感覚を開く、人を天と地の融合へ導く精油です。天（ブルーの象徴）と地（レッドの象徴）が融合した色であるバイオレットタイプの人に対して、理想と現実、思考と行動の葛藤を、統合へ導くはたらきがあります。地に足がついていない時のレッドタイプの人にも、落ち着きを与えます。

【心・身体・肌への作用】

心：この香りは、無気力な状態を刺激し、心を鼓舞するはたらきを持ちます。悲しみ・ゆううつ・喪失感を癒し、考えすぎの心を解放し、行動する意欲をもたらします。

身体：通経作用、抗感染作用、殺菌消毒作用、口腔と歯茎の不調（歯槽膿漏、歯肉炎など）の改善、免疫活性作用など。

肌：創傷(そうしょう)への殺菌消毒作用（特にただれ、床ずれなど）、水虫の改善など。

【こんな時に使いましょう】

頭でっかちになってしまい地に足がついていない時や、目的のために行動するエネルギーを呼び覚ましたい時などに、芳香浴を楽しんでみましょう。

【植物の特徴】

古代エジプト人に尊ばれ、太陽崇拝の儀式に焚かれたほか、その防腐作用からミイラ作りにも使用されたといわれます。強い消毒作用から、古代ギリシャ人は戦いに持参したとの逸話も。樹脂は没薬(もつやく)とも呼ばれ、聖書でも、この樹脂で作られた香油が幼子イエスに捧げられたと記述があります。

精油からのメッセージ

考えていることと行動が結びつかない時、夢はあるのに実現することをあきらめてしまいそうな時、私があなたに魔法をかけましょう。それはまるで錬金術のように、限界を超えて不可能を可能にする底力を授け、理想が実現するようにあなたを導きます。

マゼンタのアロマ

自分にも他人にも完璧を求めない
許しのアロマ

　マゼンタタイプの人を癒す精油は、繊細で優しく、幸福感をもたらしてくれる香りです。木や花のやさしさにフルーティーな明るさが加わった香りは、感情が波立っている時には穏やかにたまったものを解放し、悲しみに落ち込んでいる時には心を軽やかに楽観的に導いてくれる、そんな天使のようなサポートを与えてくれるかもしれません。

　完璧主義の傾向から自分自身にきびしくなりすぎたり、周囲へ愛を与えるばかりで疲れきってしまった時、あなたをやさしく包んでくれます。

おすすめの精油

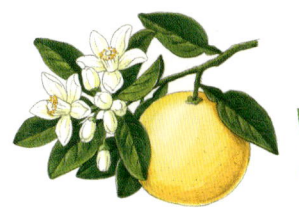

軽やかさと幸福感を与える
グレープフルーツ→ P.192

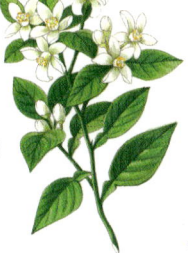

傷ついた心を癒し再生させる
ネロリ → P.196

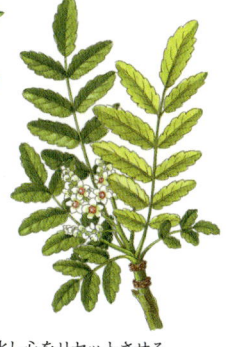

雑念を浄化し心をリセットさせる
フランキンセンス→ P.200

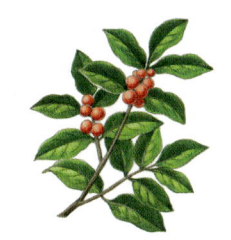

フェンネル
→ P.204

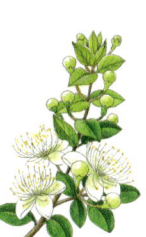

マートル
→ P.206

ローズウッド
→ P.208

おすすめのアロマレシピはP.262〜267へ。

Grapefruit
グレープフルーツ

軽やかさと幸福感を与える

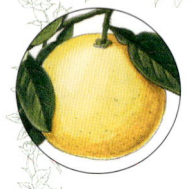

Magenta　Yellow

- 学名　　　　　*Citrus paradisi*
- 科名　　　　　ミカン科
- 抽出部位　　　果皮
- 抽出方法　　　圧搾法
- ノート　　　　トップノート
- 香りの強さ　　中～強
- 主要成分　　　リモネン、α-ピネン、ヌートカトンなど
- 主産地　　　　アメリカ、ブラジル、イスラエルなど
- 芳香の特徴　　さわやかで軽く、ほのかに甘くやさしいシトラス調の香り
- 注意事項　　　光毒性あり、敏感肌への刺激作用あり

Keyword：幸福感、満足、楽観

【この精油の特徴とテーマカラー】

幸福感を与える精油です。この香りは、現実ともっと楽に向き合うサポートをし、ありのままの状況を受け入れることを促してくれます。足りないものに意識を向けるのではなく今を満足と感じさせる、心を軽やかにする精油です。やや完璧主義の傾向がある、マゼンタタイプの人におすすめです。物事が思いどおりにいかなくても、失望したり自己嫌悪に陥ったりしないように、心をゆるめてくれるはず。また、心を浄化し、頭に明晰性をもたらすので、不安や混乱にとらわれやすいイエロータイプの人にもおすすめです。

【心への作用】

甘さとさわやかさのまざった絶妙な香りが、精神を高揚させ、幸福感をもたらします。ストレス状態を緩和し、不安定な感情にバランスを回復させ、楽観的な気持ちにしてくれます。

【身体への作用】

利尿作用（特に体液の停滞、セルライトの改善）、脂肪の燃焼促進、刺激作用、肝臓の強壮作用、殺菌消毒作用、食欲増進作用など。

【肌への作用】

収斂作用、血行促進作用、抗炎症作用、デオドラント作用など。

【こんな時に使いましょう】

緊張や欲求不満、苛立ちがある時や、理想と現実のギャップに疲れ、失望感や自己嫌悪感がある時などに。芳香浴やマッサージで、自分をやさしくケアしてあげましょう。

【植物の特徴】

オレンジの雑種のひとつから生じた植物。果実がブドウの大きな房のような形で木に生ることから、この名前がつきました。学名の「*paradisi*」はパラダイス（楽園）の意味で、楽園のような幸福感を感じさせる香りが由来。近年、この香り成分に体脂肪燃焼促進ホルモンの分泌を促す効果があると証明され、ダイエット商品の原料としても注目を集めています。

グレープフルーツ
香りのイメージ

さわやかな香りが自分の中の重たい気分を一掃してくれる感じがします。渇いた感覚を幸福の水がひたひたと満たしてくれるような心地よさがあります。

Image Memo

安定感、重心がさがる	★
喜びや幸福感、官能的	★★★★
バランス、中心に落ち着く	★★★
優しさ、包み込む感じ	★★★
感性が研ぎ澄まされる	★★
神聖な感じ、瞑想に	★★

香りのイメージ風景

さわやかな風が吹く初夏のサンフランシスコ。坂の多い街を、あえてケーブルカーに乗らずに歩いて散策。かわいいショップ、カラフルな花、そして眼下には光る海が見えて。普通の日なのになんて幸せって思える、そんな情景をイメージさせます。

精油からのメッセージ

人生に高い理想を求めすぎて疲れてはいませんか？ うまくいかないことが起こるたび、自分を責めてきたのではありませんか？ さあ、私と一緒に、もっと軽やかになりましょう。足りないことにフォーカスするのではなく、自分がどんなに恵まれて、満たされて、幸せなのかを考えてみませんか？ 不完全なものを受け入れた時に初めて、この世界の中で自分がなにをすればよいのかがわかってくるはず。簡単にできそうなことから、はじめればよいのです。理想の人生とは、望んで与えられるものではなく、努力したあとで振り返ったら、すでに与えられていたことに気づくものかもしれませんよ。

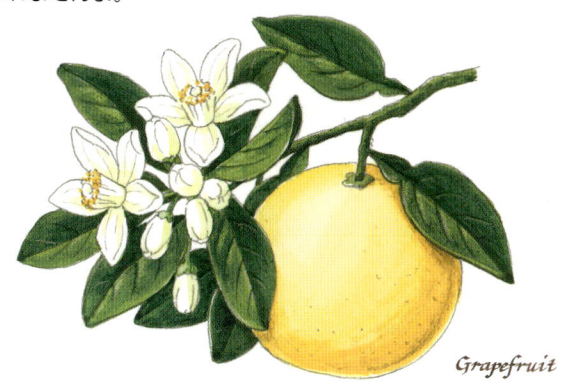

Grapefruit

Neroli
ネロリ

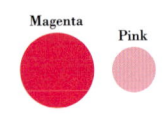

傷ついた心を癒し再生させる

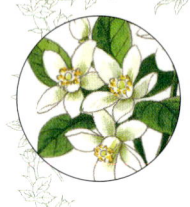

Magenta　Pink

- 学名　　　　*Citrus aurantium*
- 科名　　　　ミカン科
- 抽出部位　　花
- 抽出方法　　水蒸気蒸留法
- ノート　　　ミドルノート
- 香りの強さ　中～強
- 主要成分　　リナロール、酢酸リナリル、ネロール、ネロリドールなど
- 主産地　　　チュニジア、モロッコ、エジプト、フランスなど
- 芳香の特徴　甘さと繊細さのある、フローラルにシトラスが溶け合ったような香り
- 注意事項　　特になし

Keyword：受容、回復、再生

【この精油の特徴とテーマカラー】

やさしいネロリの香りは、自分をいたわり、愛し、やさしくすることの大切さを教えてくれます。まわりに配慮して、自分のことは後回しにしてがんばりすぎてしまう傾向がある、マゼンタタイプの人におすすめの精油です。また、愛に対して繊細で不安になりやすいピンクタイプの人に対しても、安心感を与え、ショックを癒し、感情を解放するサポートをしてくれます。

【心への作用】

鎮静作用が高い香りなので、ショック・ヒステリーなどの興奮状態をやさしくなだめるはたらきがあります。また、慢性的な不安感や落ち込みを軽減し、幸福感をもたらす作用もあります。

【身体への作用】

鎮静作用、鎮痛作用 (特に頭痛、神経痛など)、月経前緊張症 (PMS) や更年期障害の改善、催淫作用、安眠作用、強壮作用など。

【肌への作用】

保湿作用、皮膚再生作用 (特に瘢痕(はんこん)や妊娠線、しわ、たるみなど) など。

【こんな時に使いましょう】

人にいえない悩みをひとりで抱え込んでしまう時や、過去のショックやいやな思い出を手放して前向きになりたい時などに。香水を作って、お守りがわりに持ち歩いてみては。

【植物の特徴】

ビターオレンジの花から抽出される精油を、ネロリといいます。ビターオレンジの木からはネロリのほかに、枝葉からプチグレン、果皮からビターオレンジの精油が抽出されます。ネロリの名前は、かつてイタリアのネロラ公国の王妃がこの香りをこよなく愛したことに由来。また、ヨーロッパでは純潔の象徴として花嫁のブーケによく用いられています。

ネロリ
香りのイメージ

やさしくやわらかく包み込むような香りが胸いっぱいに広がっていきます。心の中のしこりやわだかまりがゆっくり溶けていく感じがします。

Image Memo

安定感、重心がさがる	★★★
喜びや幸福感、官能的	★★★
バランス、中心に落ち着く	★★★★★
優しさ、包み込む感じ	★★★★★
感性が研ぎ澄まされる	★★★
神聖な感じ、瞑想に	★★★★

香りのイメージ風景

ハワイ、オアフ島の静かなカイマナビーチの夕暮れ。波の音、そよ風、花の香り、ひんやりした白砂の感触。これ以上望めないほど美しく燃えるサンセット。つらかったことのすべてを忘れ、許せなかった人をきっと許せそうな、そんな情景をイメージさせます。

精油からのメッセージ

頭ではもう大丈夫、立ち直ったと思っていても、心が置き去りにされていることがありませんか？ 涙があふれたり、胸が痛んだりするのなら、もう少し、心を癒す時間が必要なのかもしれません。早く元気になろうと、自分を追い詰めたりしてはいけません。傷ついた自分、切なくてどうしようもない自分を、まずはありのまま受け入れて、抱きしめてあげましょう。あなたにとってその出来事は、大切な人生のレッスンだったのです。あせらなくても大丈夫。私と過ごしているうちに、ある日ふと、傷ついた過去を手放して今を生きている、生まれ変わった自分に気づくはずですから。

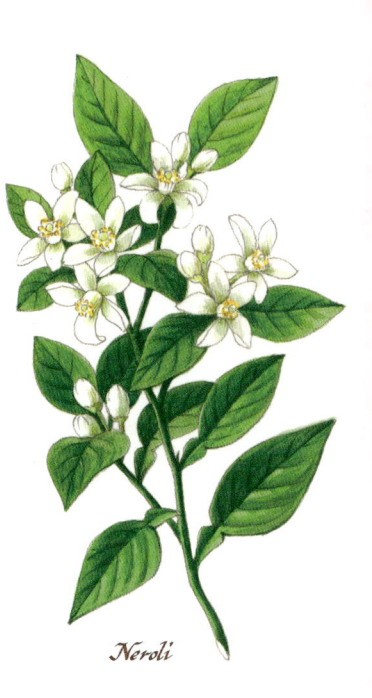

Neroli

Frankincense
フランキンセンス

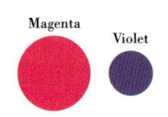

雑念を浄化し心をリセットさせる

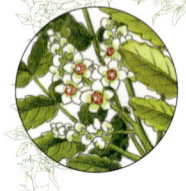

Magenta / Violet

・学名	*Boswellia carterii*
・科名	カンラン科
・抽出部位	樹脂
・抽出方法	水蒸気蒸留法
・ノート	ベースノート
・香りの強さ	中程度
・主要成分	α-ピネン、リモネン、シメン、ベルベノンなど
・主産地	エチオピア、スーダン、レバノンなど
・芳香の特徴	ウッディーでスパイシーなバルサム調にほのかにレモン様の香り
・注意事項	特になし

Keyword：手放し、瞑想、慈悲

【この精油の特徴とテーマカラー】

瞑想を促すようなこの香りは、不安やイライラをしずめて心に静けさと洞察をもたらします。なにかにこだわってしまっている時には、それを楽に手放すことを促し、心を浄化してくれます。日常の小さな出来事ひとつひとつに細やかな配慮ができるマゼンタタイプの人は、あわただしい毎日やめまぐるしい現実に神経を消耗させてしまうことも。そんな時、この精油があなたを癒してくれるはず。また、バイオレットタイプの人が孤独を感じた時に、神のような保護と慈愛を与えてくれる精油でもあります。

【心への作用】

深い呼吸に導いてくれる香りなので、不安や強迫観念を浄化し、なぐさめ、平穏な心を取り戻させてくれます。オーラを浄化する作用もあるといわれています。

【身体への作用】

呼吸器系の不調（特に気管支炎、喘息）の改善、尿路系への抗炎症作用、子宮の強壮作用、消化促進作用など。

【肌への作用】

収斂作用、強壮作用、しわ・たるみの改善、皮膚再生作用、創傷の改善など。

【こんな時に使いましょう】

忙しかったり、悩みがあったりして平常心を保つのが難しい状況にある時や、すっきりと新たな一歩を踏み出したい時などに、ゆっくりと芳香浴を楽しんでみましょう。

【植物の特徴】

名前は古いフランス語で「本当の薫香」の意味。「オリバナム」または「乳香」という別名もあります。オリバナムはアラビア語の「乳」という単語が語源で、この木の樹脂が乳白色であったことから名づけられました。聖書の中では、幼子イエスへの捧げ物のひとつとして登場。現代においても神聖なものとされ、宗教儀式で薫香として焚かれることも。

フランキンセンス
香りのイメージ

木の香りに神聖なエネルギーが加わったような穏やかな香りが広がり、崇高なものとつながっていくように感じます。また、守られているような感覚が得られます。

Image Memo

安定感、重心がさがる	★★★
喜びや幸福感、官能的	★★
バランス、中心に落ち着く	★★★★★
優しさ、包み込む感じ	★★★
感性が研ぎ澄まされる	★★★★
神聖な感じ、瞑想に	★★★★★

香りのイメージ風景

イタリア、フィレンツェ。ルネサンス時代から時が止まったままのような風景。オレンジ色の屋根、石畳、鐘の音。小さな教会の祭壇にひざまずき、神に祈りを捧げる……すべてが許され、新しい出発ができますようにと。そんな情景をイメージさせます。

精油からのメッセージ

本当は新たな一歩を踏み出したいのに、さまざまな感情が波のように寄せては返し、心が乱れて身動きができなくなってしまったら、私と一緒に目を閉じて、深い呼吸をしてみましょう。心に静けさがもどってきたら、自分に問いかけてみてほしいのです。あなたを苦しめてきたものは一体何だったのか、と。それがわかったのなら、もう苦しむ必要はありません。美しい涙とともに、過去のつらかったことのすべてを洗い流してしまいましょう。今、あなたの心は真っ白なキャンバスのように、純粋な光で輝いています。あなたの新しい出発が愛と幸せにあふれるよう、いつも祈っています。

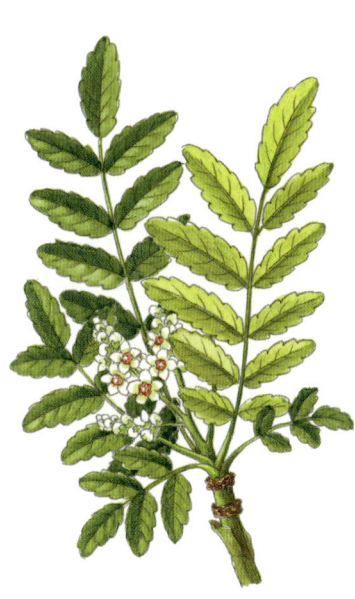

Frankincense

Fennel
フェンネル

自己の限界を超えて
達成させる

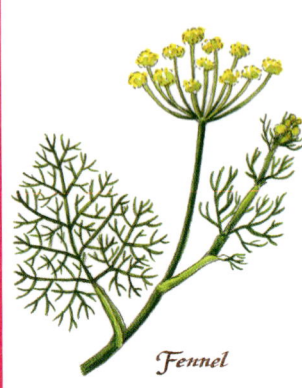

Magenta　Orange

- 学名　　　　Foeniculum vulgare
- 科名　　　　セリ科
- 抽出部位　　種子
- 抽出方法　　水蒸気蒸留法
- ノート　　　ミドルノート
- 香りの強さ　中～強
- 主要成分　　クミンアルデヒド、フェンコン、カンフェン、アネトールなど
- 主産地　　　イタリア、フランスなど
- 芳香の特徴　フローラルなハーブ調にアニス様のスパイシーさ
- 注意事項　　妊娠中は避けること、強い皮膚刺激あり、子宮内膜症・子宮がんの症状がある場合は使用を控えること

Keyword：たくましさ、高揚

【この精油の特徴とテーマカラー】

満腹感を与える香りです。今の自分に満足感や充実感を感じさせ、いらない執着は手放し、あらたなことをはじめるサポートをしてくれます。現状に不満を抱きがちなマゼンタタイプの人を、満足感とともに次のステージに導いてくれるでしょう。勇気とバイタリティーを与えるので、オレンジタイプの人にもおすすめです。

【心・身体・肌への作用】

心：強い刺激・強壮作用があるので、困難や逆境にある時にパワーと勇気を与え、行動を促します。また、満足感、達成感をもたらします。
身体：解毒・浄化作用、肝臓と腎臓の強壮作用、利尿作用、消化促進作用、腸の症状の改善、内分泌系の強壮、通経作用、更年期障害の緩和など。
肌：皮膚の浄化・強壮作用など。

【こんな時に使いましょう】

自分に限界を感じてしまったり、さまざまなものへの執着心が足かせとなって幸せを感じられなくなったりする時などに。芳香浴やアロマスプレーで、心と場の両方を浄化しましょう。

【植物の特徴】

このハーブは古代中国において非常にポピュラーで、毒蛇にかまれた傷の手当てに用いられたといわれます。古代ローマでは、悪霊払いのほか、目の病気の治療にも役立つと信じられていました。また、満腹感を覚えさせる香りとして、精油はダイエットにも用いられることがあります。

精油からのメッセージ

あなたの中に、自分では想像がつかないようなパワーが存在していることに気づいていますか？　それは限界を超えて世界に表現していく、クリエイティブなエネルギー。今こそ、やり残した思いを明らかにして、完成させる時。あなたの成功は、多くの人に希望と勇気を与えるはずです。

Myrtle
マートル

日常の中に
美と幸福感をもたらす

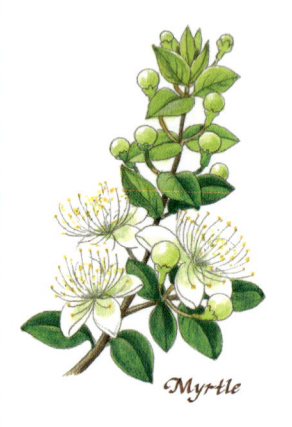

Magenta　Pink

・学名	*Myrtus communis*
・科名	フトモモ科
・抽出部位	葉
・抽出方法	水蒸気蒸留法
・ノート	ミドルノート
・香りの強さ	中程度
・主要成分	ゲラニオール、リナロール、ネロール、カンフェンなど
・主産地	モロッコ、チュニジア、オーストリアなど
・芳香の特徴	フレッシュでしみとおるハーブ調にほのかな甘さが融合した香り
・注意事項	高濃度で敏感肌への皮膚刺激あり

Keyword：純粋さ、美、輝き

【この精油の特徴とテーマカラー】

純粋な気持ちを復活させる精油です。人の心の中にもともとある美しさや輝きに気づかせ、生活の中によみがえらせてくれます。人生への理想や願望が大きいため、理想に達するプロセスで疲れてしまいがちなマゼンタタイプの人の、初心を取りもどすサポートに。自分をありのままで美しい存在だと認めることがテーマの、ピンクタイプの人にもおすすめ。

【心・身体・肌への作用】

心：ピュアな香りは、怒りやフラストレーションを浄化し、純粋無垢な魂を取りもどすことをサポートします。苦い思いや落ち込みの感情を一掃してくれます。
身体：安眠作用、呼吸器系の不調（鼻づまり、たん、気管支炎など）の改善、殺菌消毒作用、子宮強壮作用など。
肌：創傷(そうしょう)やただれの改善、抗感染作用など。

【こんな時に使いましょう】

遠くのものばかり追いかけて身近なものを見ていないと感じる時や、誰にも理解や共感をされずひとりぼっちだと感じる時などに。アロマバスや芳香浴をしてみましょう。

【植物の特徴】

古代から万能薬として用いられていたハーブ。古代ギリシャ人は、この木を愛と不死を象徴するものと考え、愛の媚薬とも信じていたといわれています。実際に結婚式の髪飾りや花束にも添えられ、オリンピックでは勝利者にこの葉で作った冠が授けられました。

精油からのメッセージ

なにげない日常の中に美しさがあること、そしてあなたの内側にも美しさがあることに、気づいていますか？　もしも現実にうちひしがれてさみしさや孤独を感じた時には、天からふりそそぐ愛がいつもあなたのそばにあることを思い出してください。あなたは、ありのままで愛される存在なのです。

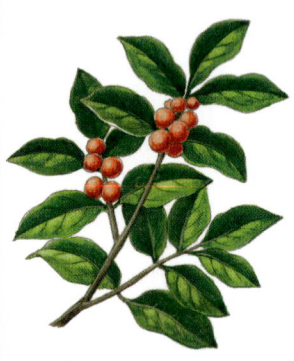

Rosewood
ローズウッド

Magenta

愛に満ちた
気持ちをもたらす

・学名	*Aniba rosaeodora*
・科名	クスノキ科
・抽出部位	木部(心材)
・抽出方法	水蒸気蒸留法
・ノート	ミドルノート
・香りの強さ	中程度
・主要成分	リナロール、ゲラニオール、ネロールなど
・主産地	ブラジル、ペルーなど
・芳香の特徴	ウッディー調の中にバラ様のほのかな甘さとスパイシーさのある香り
・注意事項	特になし

Keyword：感受性、癒し、バランス

【この精油の特徴とテーマカラー】

細やかなことに気づき人に配慮のできるマゼンタタイプの人は、その分いろいろな問題を抱え込み、疲れきってしまいがち。そんな時、バラを思わせるような香りのこの精油が、精神的な負担を軽くして、細かいことにとらわれずに楽にすごすことをサポートしてくれます。自責の念からくる怒りも緩和します。

【心・身体・肌への作用】

心：この香りは神経系に強くはたらきかけ、バランスをもたらします。精神的に疲れきっている時に穏やかに癒し、気持ちを明るく高揚させるはたらきがあります。
身体：免疫活性作用、強壮作用、殺菌消毒作用、鎮痛作用、頭痛・偏頭痛の緩和など。
肌：血行促進作用、保湿作用、抗炎症作用、デオドラント作用など。

【こんな時に使いましょう】

やることが多すぎてイライラしている時や、人のためにがんばりすぎて疲れてしまった時などに。ゆったりバスタイムを楽しんだり、顔やデコルテをマッサージしましょう。

【植物の特徴】

和名は紫檀（したん）。ブラジルの熱帯雨林に生育する常緑樹で、精油はその心材から抽出されます。この木材は高級家具材としても知られ、ブラジルでは「ジャカランダ」と呼ばれています。また現在、この木の絶滅を防ぐために、植樹が推進されています。

精油からのメッセージ

あなたは家族やまわりの人のために、愛や思いやりを与えることができるすばらしい人。けれど、自分が疲れている時まで、がんばりすぎなくてよいのです。「私がやらなくては」「ここまで達成しなくては」という思いを手放せば、愛を受け取ることは、意外と簡単にできるものですよ。

色とアロマの
関わりについてのQ&A

Q 精油の抽出部位とテーマカラーは、どのように関係しているのか教えてください。

A 精油は、花、葉、木の心材、果実や種、根など、植物のさまざまな部位から抽出されます。根は大地に根づく生命の源を、花は外に向けて「開く」ことを意味するなど、植物の部位ひとつひとつに、役割と意味があり、精油の特性に反映されます。たとえば、地に足がつかない状態の人（レッドタイプの傾向）には、植物の根から抽出される精油がサポートになります。したがって、根からとれる精油は、レッドのカテゴリーに入ることが多いのです。

Q 精油の香りから感じるイメージと、精油のテーマカラーには、どのような関係があるのでしょうか。

A 香りのイメージは、チャクラ理論をとおして、色に対応させることができます。たとえば、重心がさがるイメージの香りはレッドが対応するベースチャクラに、心がほぐれる香りはグリーンやピンクが対応するハートチャクラに、のどから頭へつきぬける香りはブルーやバイオレットが対応するのどチャクラに、特にサポートとなると考えます。

Chapter 3
色が教えてくれる
あなたに必要なセルフケア！
悩み別アロマレシピ 88

色はあなたにぴったりの
アロマレシピを教えてくれる!

心理カラーテストの結果をいかして
あなたにぴったりのアロマセルフケアを行ってみましょう。

あなたの悩みに効くアロマ

　精油を使って心身を癒す方法には、単に香りを嗅ぐだけではなく、さまざまな方法があります。固有の作用をもつ精油を複数組み合わせて用いることで、より深く精油の癒しの力をはたらかせることができます。

　右のページ以降は、アロマテラピーの代表的な手法をご紹介しています。

色からわかるあなたの悩みとアロマレシピ

　P.12～の色彩分析テストでわかった「あなたのパーソナリティを表す色」からは、あなたが陥りやすい感情のパターンから、あならが抱きがちな悩みがわかります。

　そして、P.220以降のページでは、あなたの悩みを解決に導く具体的なアロマテラピーの手法とレシピを、色別におすすめしています。Chapter 1でわかったあなたのパーソナリティカラーを参考に、心当たりのある悩みを探し、その悩みを癒してくれるレシピを試してみてください。

1：芳香浴

精油の香りを嗅いだり香りで空間を満たしたりする
アロマテラピーの一番基本のスタイルです。

①コットンやハンカチで手軽に

　コットン、ハンカチなどに、精油の原液を直接1～2滴垂らし、鼻に近づけて香りを吸い込みます。

②マグカップを使って香りを吸い込む

　マグカップに熱湯を8分目程度入れて、そこに精油を2～3滴落とし、立ちのぼる香りを吸い込みます。

③ディフューザーで香りを拡散

　ディフューザーとは、電動式のエアポンプの空気圧で精油の香り成分を空気中に拡散させる器具のことです。拡散力が強いのですぐに香りが広がり、長時間持続させることができます。

④オイルウォーマーで癒されて

　オイルウォーマーとは、キャンドルの熱などで精油をあたため、空気中に香りを拡散させる器具のことです。器具上部の受け皿に水またはお湯を入れて、そこに5滴前後の精油を垂らすと、熱によって水分と精油が蒸発し、香りがただよいます。

2：アロマバス

鼻から香りを吸い込む効果と
皮膚から精油が吸収される効果の両方を実感できます。

①全身浴

　肩まで程度のお湯に、精油を1～5滴程度入れて楽しむ方法です。

　眠る前などのリラックス目的のお風呂であれば、38～39℃のぬるめのお湯で20分程度、朝など心身をすっきりさせる目的のお風呂であれば、41～42℃の熱めのお湯で5分程度つかってください。

②半身浴

　みぞおちくらいまでのお湯に、精油を1～3滴程度入れて楽しむ方法です。38℃前後のぬるめのお湯に、20分～1時間程度つかりましょう。

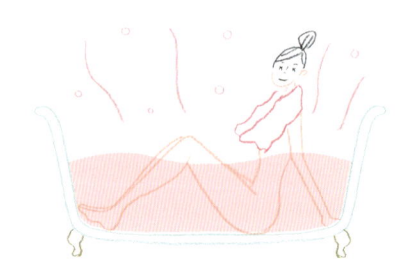

3：香水

香水は、一度作っておけば比較的長く保存できます。
メンタルケアのお守りがわりに持ち歩いて。

~作り方~　＊5ml 10%濃度の場合

1) ビーカーに無水エタノールを5mlはかりとる
2) 精油を合計10滴落とす
3) ガラス棒でかきまぜてから、溶液を遮光瓶に移す

＊最初はアルコール臭が残るので、2週間くらい置いてから使用します。
＊香油を作りたい場合は、無水エタノールのかわりに植物油（キャリアオイル）を使います。香油の方がマイルドに香りますが、好みの質感で選びましょう。
＊容量を変える場合は、希釈濃度の計算をしてアレンジしてみてください（希釈濃度の計算方法はP.219に）。

【使い方】

　精油で作った香水は、合成の香料が中心の市販の香水に比べて、香りが強くなりすぎることはあまりありません。それでも気になる場合は、顔まわりや上半身ではなく、ひざの裏や足首につけるようにすると、ほのかな香りの広がり方になります。
　合成の香水ではない、植物がもたらすピュアでやさしい香りは、癒しや心地よさをダイレクトにもたらしてくれるでしょう。

4：アロマスプレー

手軽に作れて即効性があり、持ち運びにも便利。
外出先や旅行先で気分転換したい時の芳香浴に。

～作り方～ ＊50ml 1%濃度の場合

1) ビーカーに無水エタノールを5mlはかりとる
2) 精油を合計10滴落とす
3) 精製水を45ml加える
4) スプレー容器に移してよく振る

＊容量を変える場合は、希釈濃度の計算をしてアレンジしてみてください（希釈濃度の計算方法はP.219に）。
＊精製水のかわりに、ミネラルウォーター（軟水が望ましい）を使うこともできます。
＊無水エタノールのかわりにグリセリンを使うと、保湿効果のあるスプレーを作ることができます。

【使い方】

　使用するたびに、よく振りましょう。市販の消臭剤やルームスプレーのように防腐剤が入っているわけではないので、早めに使いきるのがおすすめです。

　作り方は簡単ですので、さまざまな用途にアロマスプレーを作ってみましょう。消臭スプレーや虫よけスプレーを作る場合は、希釈濃度を濃い目（2～3%）にするのがおすすめです。

5：マッサージ

時間をかけて心をゆっくり癒し、ほぐしていきたい時に
自分でできる、セルフケアのためのマッサージです。

①デコルテへのマッサージ

　オイルを手にとり、**鎖骨の下を両手の人差し指から薬指までを使って、中心から外側へ軽く押したり、なでさすります**。鎖骨のあたりにはリンパのたまるところがあるので、このあたりをほぐすとリンパや血液の流れもよくなります。

　また、両乳首の中間あたりにはハートチャクラというエネルギーセンターがあります。胸の真ん中から外側へなでさすることで、チャクラの波動を整えて、ハートを開くためのケアとして役立ちます。

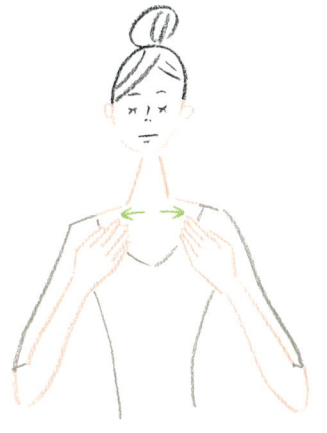

②首まわりへのマッサージ

　片方の手の人差し指から薬指までを使って、耳の下から肩の方向へ、ゆっくりなでさすります。首の後ろ側も、今度は両手で髪の生え際から首の付け根へ向かって、ゆっくりなでおろしていきます。この時、深呼吸して香りを感じましょう。

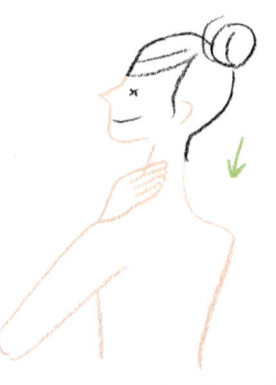

　そのほか、耳の後ろやこめかみのあたりなど、人差し指から薬指の3本でゆっくり押します。気持ちいいと感じる場所は、少し時間をかけて押してあげるとよいでしょう。

③手のひら、手の甲へのマッサージ

　残ったオイルでハンドマッサージをしてあげましょう。**手の甲の、指と指の間を反対の手の親指でなでさすります。それから1本1本の指を付け根から指先へ、親指でくるくると円を描いてもみほぐします。**爪にもオイルをしみこませると、乾燥を防げます。

　最後は手のひらの人差し指と親指の間にある三角形の筋肉を、反対の手の親指と人差し指でもみほぐします。

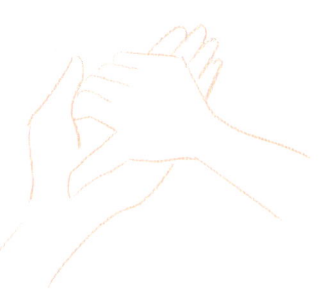

マッサージオイルの作り方

精油は、直接肌につけることはできません。植物油(キャリアオイル)で希釈して、マッサージオイルを作りましょう。基本の作り方を紹介します。

1) ビーカーに基材となる植物油(キャリアオイル)をはかりとる
2) 精油を入れて、ガラス棒でかきまぜる
3) 溶液をガラスの遮光瓶に移し替えて保存する

* 身体用には1～2%程度の濃度、顔用には0.5～1%程度の濃度で作ります。精油1滴は0.05mlなので、基材の量によって計算して、入れる滴数を決めます。
* 防腐剤が入っていないため、作ったオイルは冷暗所に保管して、なるべく早めに使いましょう。

希釈濃度による精油の滴数計算

キャリアオイルなどの基材に対して、精油が何%入っているかを表す「希釈濃度」。マッサージオイルの希釈濃度は、顔用は0.5～1%、身体用は1～2%とするのが一般的です。また、精油は1滴0.05mlです。精油の滴数をどのように計算するのか、計算方法を紹介します。

[50mlのオイルで、1%の身体用マッサージオイルを作る場合]

50ml × 0.01（1%）= 0.5ml（必要な精油の容量）
0.5ml ÷ 0.05ml（精油1滴の容量）= 10滴

したがって、この場合の精油の滴数は、10滴となります。

Recipe for Red : 1
すぐにイライラしてしまいがち
心に穏やかさを取りもどすために

心にゆとりがないと、ささいなことにもイライラしてトゲのある態度をとってしまうものです。そんな時は、まずは深呼吸。そのあとは、神経の緊張をゆるめて穏やかさをもたらすブレンドを試してみてください。

Recipe 1
木の香りでリラックス

アロマバス

【レシピ】
・サンダルウッド2滴
・シダーウッド2滴
・サイプレス2滴

深い落ち着きをもたらすサンダルウッド、心に強さを与えるシダーウッド、感情を客観的に見させてくれるサイプレスが、ささくれだった心をしずめて、距離を置いて物事を見るサポートをしてくれます。

> **その他おすすめの精油**
> ・ローマンカモミール　　作用：興奮をしずめ緊張をゆるめる
> ・ラベンダー　　　　　　作用：ヒステリックな感情をしずめ癒す
> ・プチグレン　　　　　　作用：怒りや不満をしずめ穏やかさを与える

Recipe 2
心にほがらかさを

芳香浴

【レシピ】
・シダーウッド2滴
・ゲットウ2滴
・マンダリン2滴

心に強さを与えるシダーウッドに、物事に動じない強さとしなやかさをもたらすゲットウ、自信と喜びを与えるマンダリンをブレンド。この香りで深呼吸すれば、イライラを手放してポジティブになれるはず。

Recipe 3
わだかまりを浄化

アロマスプレー

【レシピ】 ＊50mlの携帯スプレーを作る場合
・ベチバー2滴
・ペパーミント3滴
・スイートオレンジ5滴
・無水エタノール5ml
・精製水45ml

上記のものをP.216の手順に沿ってまぜ合わせます。

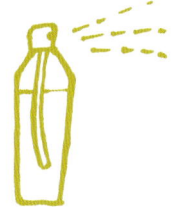

ペパーミントのすっきり感とスイートオレンジの明るい香りは、怒りや不満の感情をさっと浄化します。ほのかに香るベチバーが、ゆったりした落ち着きをプラスしてくれます。

Recipe for Red : 2
地に足がついていない
浮き足だった気持ちを落ち着けるために

気持ちが散漫になって落ち着きがなくなったり、考えなしに行動したり、エネルギーが空回りしているように感じる時は、お腹に重心をさげましょう。大地にしっかりと根を張るような、ゆるぎなさを取りもどしてくれるブレンドがおすすめです。

Recipe 1
重心をさげるブレンド

【レシピ】
・パチュリ1滴
・ベチバー2滴
・レモングラス2滴

芳香浴

土の香りをイメージさせるパチュリとベチバーに、活力をアップさせるレモングラスが、現実に根づいた考えや行動をサポートします。

Recipe 2
深い落ち着きをもたらす香り

【レシピ】
・アンジェリカ1滴
・ミルラ1滴
・スイートオレンジ3滴

アロマバス

ゆったりと身体の中心に落ち着く香りが、外に向いた意識を内側へと導いていきます。思考と行動を結びつけてくれるブレンド。

その他おすすめの精油
- フランキンセンス　　作用：心に静けさと洞察をもたらす
- ネロリ　　　　　　　作用：スピリチュアルな意識と現実を結びつける
- サンダルウッド　　　作用：深い落ち着きをもたらす

Recipe for Red : 3
燃え尽きて気力を失ってしまった
エネルギーを回復させるために

夢中になってがんばって、気がついたらエネルギーを使いはたして無気力になってしまった時は、無理にがんばる必要はありません。充電系ブレンドで英気を養いましょう。

Recipe 1
たっぷりエネルギー充電を

【レシピ】
・カルダモン2滴
・シナモンリーフ1滴
・マンダリン3滴

アロマバス

心にわくわく感や生きる喜びをもたらす、カルダモンとシナモンリーフのブレンドは、空っぽになった心に、生きる活力を与えてくれます。

Recipe 2
内側から活力を回復

【レシピ】
・クローブ1滴
・ゼラニウム2滴
・ベルガモット2滴

芳香浴

空虚な気持ちを明るくエネルギッシュに回復させるクローブと、感受性と高めるゼラニウム。きらきらした気持ちをよみがえらせます。

その他おすすめの精油
・タイム　　　　作用：意欲と集中力を高める
・パイン　　　　作用：心に強さと自信を与える
・ベチバー　　　作用：心を安定させ穏やかに元気づける

Recipe for Red : 4
怒りがくすぶっている
抑圧した感情を解放するために

ちょっとしたイライラではなく、根の深い怒りや恨みの感情が心の奥でくすぶり続けている時は、心にそのまま蓋をしていると、いつか爆発してしまうかもしれません。怒りを解放し、心を浄化するブレンドを味方にしましょう。

Recipe 1
心をピュアに浄化

【レシピ】　＊20mlのオイルを作る場合
- サンダルウッド1滴
- プチグレン2滴
- マートル1滴
- キャリアオイル20ml

マッサージ

上記をまぜ合わせ、P.217〜219を参考に使用しましょう。

抑圧した感情を解放し純粋さを取りもどさせるマートルと、深いリラックスを促すサンダルウッドとプチグレン。深呼吸とともにデコルテをマッサージしましょう。

Recipe 2
ネガティブな気分を一掃

【レシピ】　＊50mlの携帯スプレーを作る場合
- タイム2滴
- パイン3滴
- ベルガモット5滴
- 無水エタノール5ml
- 精製水45ml

アロマスプレー

上記のものをP.216の手順に沿ってまぜ合わせます。

くすぶった感情をすっきりと一掃させるタイムとパインの組み合わせに、ベルガモットがハートを開くサポートをプラスしてくれます。

その他おすすめの精油
- フランキンセンス　　作用：心を浄化し感情をリセットする
- イモーテル　　　　　作用：うっ積した感情や停滞感を一掃する
- サイプレス　　　　　作用：怒りをしずめ精神を浄化する

Recipe for Red : 5
セクシーな気分をもりあげたい
女性としての魅力をアピールするために

いつもとは違って、セクシーで魅力的な自分を演出したい時や、自分が女性であることの喜びをあらためて感じてみたい時に。オリエンタルな甘い香りのブレンドがおすすめです。

Recipe 1
オリエンタルな香りにうっとり

【レシピ】
・パチュリ1滴
・サンダルウッド1滴
・イランイラン2滴

芳香浴

甘くエキゾチックな香りは、南国リゾートの夜風を思わせます。いつもと違う何かが起こりそうな気持ちにさせてくれるかもしれません。

Recipe 2
媚薬のような魅惑的な香り

【レシピ】 ＊5mlの香水を作る場合
・クローブ2滴
・ベルガモット4滴
・サンダルウッド2滴
・ジャスミン2滴
・無水エタノール5ml

香水

上記のものをP.215の手順に沿ってまぜ合わせます。

オリエンタル調の濃厚な花の香りをメインにした香水は、あなたの中に潜む官能的な魅力を、より際立たせてくれるでしょう。

その他おすすめの精油
・クラリセージ　　　作用：感覚を解放し幸福感をもたらす
・クロモジ　　　　　作用：甘くやさしく華やかな香り
・ローズオットー　　作用：甘く官能的な気分を高める

Recipe for Pink : 1
自分にやさしくなりたい
ありのままの自分を受け入れるために

誰にもわかってもらえない、認められない……そんなさみしい気持ちがつのってしまったら、まずは自分自身に愛を与えてあげましょう。自分はありのままで愛される存在だと、認めてあげることが大切です。心を包むやさしい香りで、自分を癒してあげましょう。

Recipe 1
心を癒しあたためる

アロマバス

【レシピ】
・パルマローザ2滴
・マージョラム2滴
・ラベンダー2滴

癒しとなぐさめを与えるマージョラムとラベンダーの組み合わせに、傷つきやすい感情を安定させ、明るく高めるパルマローザをブレンド。自分自身を慈しむことを促してくれるでしょう。

その他おすすめの精油
- イモーテル　　　　作用：リラックスと満足感を与える
- ロータス　　　　　作用：自分を許し、受け入れることを促す

Recipe 2
甘く優しく包まれて

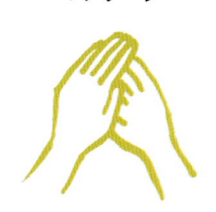

マッサージ

【レシピ】　＊20mlのオイルを作る場合
・ローズオットー 2滴
・ベンゾイン 1滴
・ネロリ 1滴
・キャリアオイル 20ml

上記をまぜ合わせ、P.217〜219を参考に使用しましょう。

ローズのやさしさにネロリの純粋さ、ベンゾインのあたたかさが加わったまろやかな香りで、デコルテをマッサージしてみましょう。ありのままの自分を愛し、ケアすることを実感できるでしょう。

Recipe 3
無条件の愛に満たされる

芳香浴

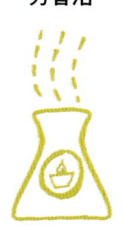

【レシピ】
・ゼラニウム 2滴
・パルマローザ 2滴
・ローマンカモミール 1滴

無邪気な子ども時代を思わせるような、なつかしさを感じさせるフローラル調の香りです。ゼラニウムが感情のバランスをとり、ローマンカモミールが今の自分に満足感を与えるサポートをしてくれます。

Recipe for Pink : 2
恋愛体質になりたい
恋する気持ちに目覚めるために

仕事に追われてギスギスしていたり、ロマンチックなムードや感動に無縁になったりしていたら、もっと心ときめく体質に改善するタイミングかもしれません。愛を引き寄せるブレンドがおすすめです。

Recipe 1
愛する気持ちを高めて

【レシピ】 ＊20mlのオイルを作る場合
- ゼラニウム2滴
- イランイラン1滴
- パルマローザ1滴
- キャリアオイル20ml

上記をまぜ合わせ、P.217〜219を参考に使用しましょう。

思考を休ませ感覚を開くゼラニウムとイランイラン、感情を明るく高めるパルマローザのブレンドで、デコルテをやさしくマッサージしましょう。

Recipe 2
恋の目覚めをもたらす香り

【レシピ】 ＊5mlの香水を作る場合
- ローズオットー3滴
- パチュリ1滴
- ゼラニウム2滴
- ベルガモット4滴
- 無水エタノール5ml

上記のものをP.215の手順に沿ってまぜ合わせます。

子宮の内側まで香りが届くイメージのローズオットーとパチュリに、女性らしさをアップさせるゼラニウムで、眠っていた感覚を目覚めさせましょう。

その他おすすめの精油

- ジャスミン　　　作用：自信を与え官能的な気持ちを高める
- マンダリン　　　作用：自信と喜びをもたらす
- クローブ　　　　作用：勇気と積極性を与える

Recipe for Pink : 3
人に振り回されないようになりたい
自分の感情を大切にするために

自分より相手の感情を優先して合わせてばかりいたり、人の意見に流されそうな時に。自分の本当の気持ちを見つめ、大切にしてあげましょう。ゆるぎない軸と自立心をもたらすブレンドがおすすめです。

Recipe 1
中心に落ち着く香り

【レシピ】
・ゼラニウム2滴
・シダーウッド2滴
・フランキンセンス2滴

芳香浴

心の中にゆるぎない芯を作るシダーウッド、感情のバランスをとるゼラニウムのブレンドで、不要なものとは距離を置ける精神を作りましょう。

Recipe 2
すっきりリフレッシュ

【レシピ】 ＊50mlの携帯スプレーを作る場合
・パルマローザ4滴
・ローズマリー3滴
・レモン3滴
・無水エタノール5ml
・精製水45ml

アロマスプレー

上記のものをP.216の手順に沿ってまぜ合わせます。

依存心を解放するパルマローザに、意志を強くするローズマリーとレモンの組み合わせ。自分の考えや感情を明確にするサポートをしてくれます。

その他おすすめの精油
・パイン　　　　　　作用：他人との境界線を明確にする
・アンジェリカ　　　作用：自立心とプライドをはぐくむ
・サイプレス　　　　作用：感情を客観的に見ることを促す

Recipe for Pink : 4
失恋から立ち直りたい
つらい経験を浄化して再出発するために

失恋した時は、あれこれ考えずに泣きたいだけ泣いて、ただ翼を休ませてあげましょう。自分を責めることはありません。自分は十分に愛される存在だということを、信じてあげましょう。心を癒し、再び愛をはじめるサポートになるブレンドです。

Recipe 1
再出発の香り

【レシピ】 *20mlのオイルを作る場合
・ローズオットー1滴
・フランキンセンス2滴 マッサージ
・ジャスミン1滴
・キャリアオイル20ml
上記をまぜ合わせ、P.217〜219を参考に使用しましょう。

心を芯からあたため愛と自信をよみがえらせるローズオットーとジャスミンに、すべての感情を浄化しリセットするフランキンセンス。愛する心を再生します。

Recipe 2
疲れきった心を充電

【レシピ】
・ロータス2滴
・アンジェリカ1滴 芳香浴
・ベルガモット2滴

ロータスが恋愛で消耗した神経や感情を癒し、アンジェリカが自分の足で立つサポートに。疲れた翼を休められそうなブレンドです。

その他おすすめの精油
- メリッサ　　　　作用：不信感を浄化し一歩を踏み出させる
- サイプレス　　　作用：喪失感を浄化し再生を促す
- ミモザ　　　　　作用：ショックをやわらげ希望を与える

Recipe for Pink : 5
幸福感にひたりたい
幸せオーラをさらにパワーアップさせるために

うれしいこと、心あたたまること、ハッピーな出来事があった日は、そのバラ色の気分にずっとひたっていたいもの。ちょっとした「幸せのトランス状態」になってみたいなら、こんなブレンドがおすすめです。

Recipe 1
甘い香りで夢心地

【レシピ】
・ローズオットー2滴
・ベンゾイン2滴
・クラリセージ1滴

アロマバス

スイーツのように甘い香り。華やかなローズオットー、バニラを思わせるような香りのベンゾイン、うきうき感を高めるクラリセージが、夢心地にさせてくれます。

Recipe 2
陽だまりでまどろんで

【レシピ】
・ジャスミン1滴
・ローマンカモミール2滴
・ミモザ2滴

芳香浴

あたたかい陽だまりでのんびりしている時のような穏やかさを与える、ローマンカモミール、ミモザに、幸福感を高めるジャスミンをブレンド。まさに至福の香りです。

その他おすすめの精油
・グレープフルーツ　　作用：心に幸福感をもたらす
・イランイラン　　　　作用：喜びや至福の感情をもたらす
・クロモジ　　　　　　作用：甘くやさしく華やかな香り

Recipe for Orange : 1
チャレンジ精神を失ってしまった
もう一度やる気を取りもどすために

目標に向かってがんばる気力がない時、挑戦してもきっと失敗すると思ってしまう時、そんな時は、自分をお腹の底から信じるパワーがなくなっているのかもしれません。やる気とねばり強さを与えるブレンドで、さあ、前に進みましょう。

Recipe 1
モチベーションをあげる香り

アロマバス

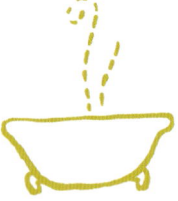

【レシピ】
・レモングラス3滴
・ジンジャー2滴
・クローブ1滴

エネルギーを充電するレモングラス、チャレンジ精神をもたらすジンジャー、行動力をアップさせるクローブのブレンドが心を元気づけ、やる気と熱意を回復させてくれるはず。

その他おすすめの精油
・スイートオレンジ　　　作用：明るさとポジティブ思考をもたらす
・フェンネル　　　　　　作用：逆境にある時に力と勇気を与える
・シナモンリーフ　　　　作用：気力、活力をよみがえらせる

Recipe 2
スパイシーな刺激でやる気をアップ

アロマバス

【レシピ】
・カルダモン2滴
・マンダリン3滴
・ゼラニウム1滴

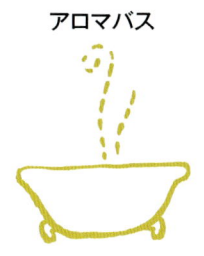

自分の内なる欲求に気づかせてくれるカルダモンに、気持ちを明るく高めるマンダリンとゼラニウムをブレンド。楽しみながらチャレンジすることをサポートしてくれます。

Recipe 3
目標へ向かう気持ちを高める

アロマスプレー

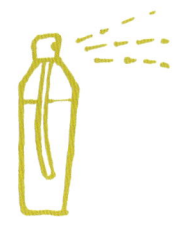

【レシピ】 ＊50mlの携帯スプレーをつくる場合
・タイム3滴
・ペパーミント3滴
・グレープフルーツ4滴
・無水エタノール5ml
・精製水45ml

上記のものをP.216の手順に沿ってまぜ合わせます。

意欲を高めるタイムと、目標意識を高めるペパーミントの組み合わせは、次の目標が見つからずに閉塞感を感じている時におすすめです。よどんだ空気をリフレッシュしたい時にも役立ちます。

Recipe for Orange : 2
なにかに依存してしまいがち
問題を自分の力で解決するために

困難なことが起きると、つい自分の中にではなくまわりに答えを求めたり、何かに頼りたい気持ちになってしまうもの。そんな時は、もっと自分を信じてあげましょう。心の底からポジティブになれるブレンドが、勇気づけてくれます。

Recipe 1
内側に充足感を

【レシピ】 アロマバス
・サンダルウッド1滴
・スイートオレンジ3滴
・パイン2滴

依存心を解放するサンダルウッドに、ポジティブ思考を促すスイートオレンジ、精神力を強化するパインのブレンドで、自分の内面を充実させるサポートに。

Recipe 2
しなやかな強さをもたらす

【レシピ】 *50mlの携帯スプレーを作る場合 アロマスプレー
・マンダリン4滴
・ゼラニウム3滴
・アンジェリカ3滴
・無水エタノール5ml
・精製水45ml

上記のものをP.216の手順に沿ってまぜ合わせます。

凛とした強さをイメージさせるアンジェリカに、明るさとしなやかさを与えるマンダリンとゼラニウムを合わせたら、人生を楽しくクリエイトできそうです。

その他おすすめの精油
・パルマローザ　　作用：さみしさや依存心を克服させる
・ジュニパー　　　作用：不安や緊張をやわらげ意志を強くする
・シダーウッド　　作用：落ち着きと安定感をもたらす

Recipe for Orange : 3
過去のショックやトラウマを手放したい
もう必要のないものから解放されるために

過去に経験したつらい出来事にとらわれていると、いつまでも新しい未来を受け入れることができません。過去ときっちり決別して自分を再生するためのブレンドで、ポジティブに明日に向かいましょう。

Recipe 1
未来へ旅立てる香り

【レシピ】
・サンダルウッド1滴
・サイプレス2滴
・ミモザ2滴

芳香浴

過去への執着心を解き放つサンダルウッドに、今ここにいる自分に洞察をもたらすサイプレス、明るさを与えるミモザのブレンドで、さあ未来へ旅立ちましょう。

Recipe 2
癒しとリセットの香り

【レシピ】 ＊20mlのオイルを作る場合
・ジュニパー2滴
・ネロリ1滴
・ラベンダー1滴
・キャリアオイル20ml

マッサージ

上記をまぜ合わせ、P.217〜219を参考に使用しましょう。

ネガティブな思いを浄化するジュニパー、深い癒しをもたらすラベンダーとネロリのブレンドが、肩の荷をおろさせ、心をほぐしてくれます。

その他おすすめの精油
・フランキンセンス　　　作用：心を浄化し感情をリセットする
・ローマンカモミール　　作用：心に明るさと穏やかさをもたらす
・イモーテル　　　　　　作用：うっ積した感情や停滞感を一掃する

Recipe for Orange : 4

ひとつのことに集中できない

ねばり強さをアップさせるために

やりはじめたことをすぐに投げ出しそうになったり、飽きっぽくて興味が次々に移ってしまったり……そんな時は、じっくりと腰をすえて物事に取り組めるような落ち着きと、活力をもたらすブレンドがおすすめです。

Recipe 1
疲れ知らずになれそう

【レシピ】 ＊50mlの携帯スプレーを作る場合
- レモングラス3滴
- ペパーミント4滴
- ローズマリー3滴
- 無水エタノール5ml
- 精製水45ml

アロマスプレー

上記のものをP.216の手順に沿ってまぜ合わせます。

バイタリティーを与えるレモングラスに、頭をクールに明晰にするペパーミントとローズマリーが、高い集中力を持続させてくれます。

Recipe 2
持久力をアップさせる

【レシピ】
- シナモンリーフ2滴
- クローブ1滴
- スイートオレンジ2滴

芳香浴

気力・活力をアップさせるシナモンリーフとクローブの相乗効果が、ねばり強さを持続させるサポートをしてくれます。

その他おすすめの精油
- タイム　　　　　　作用：集中力・記憶力を高める
- ジンジャー　　　　作用：心を刺激して精神的疲れを緩和する
- バジル　　　　　　作用：集中力を高め神経を強くする

Recipe for Orange : 5

華やかで楽しい気分になりたい
ゴージャス感に満たされるために

楽しいイベントやパーティーの時などは、うきうきと高まる気分をさらにもりあげたいものです。いつもより華やかで個性的なブレンドを味方にして、特別な時間を楽しみましょう。

Recipe 1
心が浮き立つような香り

【レシピ】 ＊5mlの香水を作る場合
- イランイラン2滴
- ベルガモット4滴
- ペパーミント4滴
- 無水エタノール5ml

香水

上記のものをP.215の手順に沿ってまぜ合わせます。

女性らしい甘さと華やかさが特徴のイランイランに、さわやかで親しみのあるベルガモットとペパーミントをブレンド。パーティーの主役になれそうな香りです。

Recipe 2
パーティーのはじまり

【レシピ】
- マンダリン3滴
- バジル2滴
- クラリセージ1滴

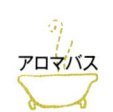

アロマバス

食べてもおいしいマンダリンとバジルに、マスカットワインのような香りのクラリセージを合わせれば、さあパーティーのはじまりです。

その他おすすめの精油
- ジャスミン　　　作用：自信を与え官能的な気持ちを高める
- パルマローザ　　作用：チャーミングで女性らしい香り
- レモングラス　　作用：エキゾチックな気分を高める香り

Recipe for Yellow : 1
不安や緊張を解きほぐしたい
心をリラックスさせるために

不安や心配事が心の中にうずまいている時は、知らず知らずのうちに身体や心が緊張して、こわばってしまいます。神経をリラックスさせて、陽だまりのようなあたたかさをもたらすブレンドがおすすめです。

Recipe 1
リラックスと明るさを

アロマスプレー

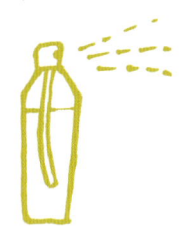

【レシピ】＊50mlの携帯スプレーを作る場合
- イモーテル2滴
- ベルガモット4滴
- ローズウッド4滴
- 無水エタノール5ml
- 精製水45ml

上記のものをP.216の手順に沿ってまぜ合わせます。

緊張をゆるめて不安を一掃するイモーテルに、リラックスと明るさともたらすベルガモットとローズウッドをブレンド。気持ちが楽になって、ぴりぴりした気持ちがほぐれていくのを感じてください。

> その他おすすめの精油
> - メリッサ　　　　　　作用：不安感をやわらげ、心を落ち着かせる
> - ラベンダー　　　　　作用：神経の緊張をゆるめ、感情をしずめる
> - フランキンセンス　　作用：心を浄化し感情をリセットする

Recipe 2
安心感をもたらす

マッサージ

【レシピ】 ＊20mlのオイルを作る場合
・ローマンカモミール1滴
・ネロリ1滴
・プチグレン2滴
・キャリアオイル20ml

上記をまぜ合わせ、P.217〜219を参考に使用しましょう。

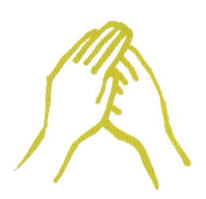

お母さんにだっこされていた頃を思い出すような、安心感を与えてくれるやさしい香り。眠る前に、ていねいに胸から肩、首のあたりまでマッサージしてあげましょう。

Recipe 3
シリアスさを手放し高揚感へ導く

芳香浴

【レシピ】
・シトロネラ2滴
・スイートオレンジ2滴
・クラリセージ1滴

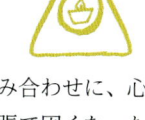

元気になれそうなさわやかな柑橘系の香りの組み合わせに、心を解放し感覚を開くクラリセージをブレンド。緊張で固くなった心をほぐして、気楽さをもたらしてくれます。

Recipe for Yellow : 2
あせりを感じる
柔軟性と安心感を取りもどすために

思うように物事が進まなかったり、まわりの人が夢や目標を達成する姿を見たりすると、取り残されたように自分へのあせりを感じてしまうことも。そんな時は、意識を身体の中心に定めて、今ここに集中しましょう。のどかな気持ちになれるブレンドとともに。

Recipe 1
緊張をほぐしてさわやかに

【レシピ】
- ジュニパー2滴
- ユズ2滴
- ヒノキ2滴

芳香浴

さわやかなすっきり感と森林浴気分を味わえるユズとヒノキのブレンドに、ジュニパーがネガティブな雑念を浄化する作用をプラスしてくれます。

Recipe 2
のどかさをもたらす香り

【レシピ】 *50mlの携帯スプレーを作る場合
- メリッサ2滴
- ベチバー2滴
- シトロネラ3滴
- レモン3滴
- 無水エタノール5ml ・精製水45ml

上記のものをP.216の手順に沿ってまぜ合わせます。

アロマスプレー

焦燥感をやわらげ、ポジティブ思考をもたらすメリッサとシトロネラ、落ち着きを与えるベチバーをブレンド。一歩一歩着実に進むサポートをしてくれます。

その他おすすめの精油
- パチュリ　　　　　　作用：地に足をつけさせる
- ローマンカモミール　作用：不満やイライラをしずめる
- ネロリ　　　　　　　作用：自己否定の気持ちを浄化する

Recipe for Yellow : 3
パニックに陥ってしまった
神経を落ち着かせるために

ストレス状態や苦手な状況などで、発作に近い症状が起こった時や、予期せぬハプニングで頭が真っ白になった時には、落ち着きを即座に回復させるブレンドで、平常心を取りもどしましょう。

Recipe 1
深い呼吸へ導く

【レシピ】 ＊50mlの携帯スプレーを作る場合
- ユズ5滴
- フランキンセンス3滴
- サンダルウッド2滴
- 無水エタノール5ml
- 精製水45ml

アロマスプレー

上記のものをP.216の手順に沿ってまぜ合わせます。

肺や呼吸器にはたらきかけてゆったりした呼吸を促すフランキンセンスとサンダルウッドに、さわやかなユズのブレンド。カバンに入れて持ち歩いても便利です。

Recipe 2
刺激で頭をはっきりさせて

【レシピ】
- レモン1滴
- ペパーミント2滴
- タイム1滴

芳香浴

脳の神経を刺激・強壮するレモン、ペパーミント、タイムをブレンド。コットンに含ませて鼻にあてると、即効性があります。

その他おすすめの精油
- イランイラン　　作用：神経をリラックスさせ、興奮をしずめる
- ジンジャー　　　作用：神経を刺激する
- メリッサ　　　　作用：パニックやヒステリーをしずめる

Recipe for Yellow : 4
不平不満ばかり口にしてしまう
物事をポジティブにとらえるために

手に入らないものや状況に意識がいってしまい、思いどおりにならないことにイライラしてしまう時は、自分が今持っているものに意識を向けてみましょう。不満を浄化するブレンドが、きっとサポートしてくれるはず。

Recipe 1
もやもやをすっきりと

【レシピ】
・シトロネラ2滴
・ローマンカモミール2滴
・ペパーミント2滴

芳香浴

ポジティブ思考をもたらすシトロネラ、感情を落ち着かせるローマンカモミール、清涼感を与えるペパーミントのブレンドで、イライラやもやもやのスイッチを切りましょう。

Recipe 2
心に満足感と純粋さを

【レシピ】
・マートル2滴
・グレープフルーツ2滴
・フランキンセンス2滴

アロマバス

ピュアでさわやかな風を感じさせる香り。ネガティブな思いをフランキンセンスが浄化し、マートルが心を純粋にしてくれます。

> その他おすすめの精油
> - ベルガモット　　作用：怒りをしずめ心を開く
> - プチグレン　　　作用：怒りや不満をしずめ、穏やかさを与える
> - カルダモン　　　作用：満足感、充実感をもたらす

Recipe for Yellow : 5
軽やかで明るい気持ちになりたい
さわやかにはじけるために

アウトドアの休日や楽しいお出かけの時など、太陽の光のように、ほがらかで明るい自分で輝きたいと思ったら、さわやかな香りでリフレッシュを。ピュアで軽やかな気分にさせてくれるブレンドがおすすめです。

Recipe 1
休日のような気分で過ごして

【レシピ】
・ミモザ2滴
・ローズウッド2滴
・ジュニパー2滴

芳香浴

リラックスと軽やかさをもたらすミモザやローズウッドに、すっきりさわやかなジュニパーをブレンド。毎日が日曜日のようにすごせるかもしれません。

Recipe 2
ユニセックスの香り

【レシピ】＊5mlの香水を作る場合
・ユズ3滴　・ネロリ2滴
・ペパーミント2滴
・スイートオレンジ3滴
・無水エタノール5ml

香水

上記のものをP.215の手順に沿ってまぜ合わせます。

みずみずしい柑橘系の香りにネロリのやさしさ、ペパーミントのさわやかさを合わせて。男女を問わず、朝からまといたい香りです。

その他おすすめの精油
・ゼラニウム　　　　作用：気持ちを明るく高める
・クラリセージ　　　作用：感覚を解放し幸福感をもたらす
・グレープフルーツ　作用：心に幸福感をもたらす

Recipe for Green : 1
自分のペースが保てない
心休まる時間を確保するために

忙しかったり、常にまわりに人がいたりして、自分の居心地のよい時間や空間、心の余裕を保てない時はつらいもの。そんな時は、思いきり深呼吸しながら自然と触れる時間を持つのがおすすめですが、それが無理な場合は、ぜひこのブレンドをおためしください。

Recipe 1
ゆったりモードに切り替えて

芳香浴

【レシピ】
・ベルガモット3滴
・バジル2滴
・ベチバー1滴

心を開放的にするベルガモットとバジルに、落ち着きを取りもどさせてくれるベチバーをブレンド。ゆったりとした時間へ、心のスイッチを切り替えてくれることでしょう。

> その他おすすめの精油
> ・ユーカリ　　　　作用：緊張感やプレッシャーから心を解放する
> ・ヒノキ　　　　　作用：深い落ち着きとやすらぎを与える
> ・クラリセージ　　作用：感覚を解放し幸福感をもたらす

Recipe 2
心地よい時間にひたる

アロマバス

【レシピ】
・サイプレス2滴
・ゼラニウム2滴
・クロモジ2滴

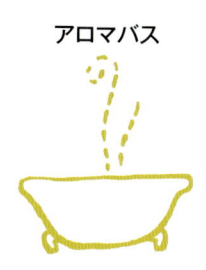

木々や花に囲まれた自然の中で、ゆったりお散歩しているようなイメージを与える香り。あわただしい1日をしめくくるバスタイムに、ゆったりと時間をかけて楽しんでみてください。

Recipe 3
心に静けさをもたらす香り

アロマスプレー

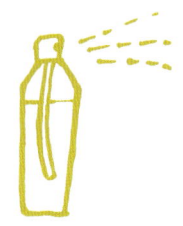

【レシピ】 ＊50mlの携帯スプレーを作る場合
・パイン3滴
・プチグレン4滴
・フランキンセンス3滴
・無水エタノール5ml
・精製水45ml

上記のものをP.216の手順に沿ってまぜ合わせます。

ネガティブな雑念やまわりからの影響を浄化するパインとフランキンセンスに、自分の内側に落ち着きを与えてくれるプチグレンをブレンド。心に静寂を取りもどしましょう。

Recipe for Green : 2
他人のことがうらやましく思える
自分にもっと自信を持つために

自分と他人を比べて落ち込む時や、隣の芝生が青く見える状態の時は、自分の中の軸をしっかり定める必要があります。明るさとゆるぎない自信を与えてくれるブレンドが、それをサポートしてくれるでしょう。

Recipe 1
内側から自信をもたらす

【レシピ】
- ベルガモット2滴
- ネロリ2滴
- シダーウッド2滴

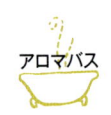

アロマバス

感情のバランスをとるベルガモットとシダーウッドに、自己否定感を浄化するネロリのブレンド。幸福感と落ち着きをもたらします。

Recipe 2
心におおらかさを

【レシピ】
- ゲットウ2滴
- ローズマリー3滴
- タイム1滴

芳香浴

寛容な精神を授けるゲットウ、目的意識を高めるローズマリー、意志を強くするタイムのブレンドは、心に強さとおおらかさをもたらします。

その他おすすめの精油
- ジャスミン　　　　作用：自信と喜びの感情をもたらす
- ローズオットー　　作用：自己愛や自尊心を高める
- ジンジャー　　　　作用：勇気と自信を与える

Recipe for Green : 3
優柔不断になりがち
自分の意志で決断するために

人の意見にまどわされてしまい、なかなか決断できず迷い道に入り込んでしまったと感じる時は、自分の本心と向き合うことが大切。決意を固め、行動するために背中を押してくれるブレンドで、心を強くしましょう。

Recipe 1
きっぱりと決断させる香り

【レシピ】 ＊50mlの携帯スプレーを作る場合
・ローズマリー4滴
・サイプレス3滴
・スイートオレンジ3滴
・無水エタノール5ml
・精製水45ml
上記のものをP.216の手順に沿ってまぜ合わせます。

決断力を高めるローズマリー、客観的に物事をとらえるサポートとなるサイプレスのブレンドで、迷わず決断できる自分になれるはず。

Recipe 2
前に進む勇気を与える

【レシピ】
・メリッサ1滴
・ティートリー2滴
・ユズ3滴

ポジティブな一歩を踏み出させるメリッサに、クールな思考をもたらすティートリーの組み合わせで、今まで結論が出なかったことに冷静に答えが出せそう。

その他おすすめの精油
・クラリセージ　　　作用：心に明晰性と判断力をもたらす
・タイム　　　　　　作用：行動力と積極性を与える
・ジュニパー　　　　作用：ネガティブな影響を浄化する

Recipe for Green : 4
自分の本当の気持ちがわからない
ありのままの心に気づくために

他人の価値観を無意識に受け入れてきたけれど、ある時、本当に自分の望んでいるものは違うのかも、と気づくことがあります。そんな時には、恐れずに自分の心をありのままに見つめてみましょう。心の扉を開くブレンドを紹介します。

Recipe 1
ハートをオープンに

【レシピ】 *20mlのオイルを作る場合
- ベルガモット2滴
- クラリセージ1滴
- ゼラニウム1滴
- キャリアオイル20ml

マッサージ

上記をまぜ合わせ、P.217～219を参考に使用しましょう。

ハートチャクラを開くベルガモット、感覚を開くゼラニウムとクラリセージのブレンドです。デコルテから首まわりまでマッサージしながら、心に問いかけてみましょう。

Recipe 2
思いと行動にブリッジをかける

【レシピ】
- ティートリー2滴
- ユーカリ2滴
- ジンジャー2滴

芳香浴

感情をすっきりと明晰にするティートリーとユーカリに、身体や感覚につながるサポートをするジンジャーで、思いと行動を一致させましょう。

その他おすすめの精油

- シダーウッド　　作用：自分の意志に確信をもたせる
- パイン　　　　　作用：心に強さと自信を与える
- サイプレス　　　作用：感情を客観的に見ることを促す

Recipe for Green : 5
森林浴気分でリフレッシュしたい
心も身体も解放されるために

忙しくてなかなかお休みはとれないけれど、森の中をゆったり歩いているような心地よさを感じたい時、こんなブレンドでリフレッシュしてはいかがでしょうか？

Recipe 1
高原のそよ風に吹かれて

【レシピ】 ＊50mlの携帯スプレーを作る場合
- プチグレン4滴
- ヒノキ4滴
- ミモザ2滴
- 無水エタノール5ml
- 精製水45ml

アロマスプレー

上記のものをP.216の手順でまぜ合わせます。

自然の中にいるリラックス感をもたらすプチグレンとヒノキに、やさしくあたたかいミモザの香りをブレンド。梅雨時のルームスプレーとしてもおすすめです。

Recipe 2
明るい森の中にいる香り

【レシピ】 ＊5mlの香水を作る場合
- ベルガモット3滴
- ペパーミント2滴
- パルマローザ3滴
- クロモジ2滴
- 無水エタノール5ml

香水

上記のものをP.215の手順でまぜ合わせます。

チャーミングな軽やかさをもたらすベルガモットとパルマローザに、森のやさしさとなつかしさを感じさせるクロモジをブレンド。旅行に持っていきたい香りです。

その他おすすめの精油
- ローズマリー　　　　　作用：シャープなすっきり感をもたらす
- フランキンセンス　　　作用：心に静けさと洞察をもたらす
- サイプレス　　　　　　作用：精神を浄化しやすらぎを与える

Recipe for Blue : 1
ゆううつな気分から抜け出せない
心に希望と楽観性をもたらすために

やる気や目的意識を失った状態からなかなか脱することができない時は、ネガティブな思いを断ち切りましょう。自分に負けない忍耐力を与え、物事をポジティブに見るサポートをしてくれるブレンドが、味方になってくれます。

Recipe 1
ポジティブにシフトチェンジ

アロマバス

【レシピ】
・スイートオレンジ2滴
・イモーテル1滴
・ローマンカモミール2滴

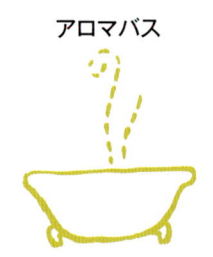

心に明るさと穏やかさをもたらすスイートオレンジとローマンカモミールの組み合わせ。沈んだ気持ちを一掃させるイモーテルが心地よい刺激になって、ゆううつさを吹きとばしてくれるでしょう。

その他おすすめの精油
・ユーカリ　　　　作用：心を解放し突破口を開く
・レモン　　　　　作用：心のとらわれを一掃し軽やかさをもたらす
・ベチバー　　　　作用：自己否定の感情をやわらげる

Recipe 2
解放感を味わって

アロマスプレー

【レシピ】　＊50mlの携帯スプレーを作る場合
・クラリセージ2滴
・ベルガモット5滴
・ペパーミント3滴
・無水エタノール5ml
・精製水45ml

上記のものをP.216の手順でまぜ合わせます。

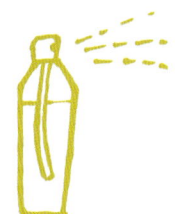

感情を解放し気分を明るくするクラリセージに、ハートを開くベルガモット、頭の中のもやもやをすっきりさせるペパーミントのブレンド。軽やかな解放感を味わいましょう。

Recipe 3
やる気と自信を回復

芳香浴

【レシピ】
・マートル2滴
・ジンジャー1滴
・スイートオレンジ2滴

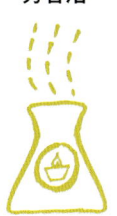

つらさや傷ついた経験からくる落ち込みを一掃するマートルと、精神的な疲労を回復させるジンジャーで、本来持っているはずの自信とパワーを取りもどしましょう。

Recipe for Blue : 2
自信がなくあきらめてしまう
積極性と行動力を高めるために

やりたいことや夢があるのに、自分にはきっと無理、となぜか積極的になれずいつも行動に移すことなく終わっていませんか？ 心の奥にあるはずの勇気と自信をもたらすブレンドが、思いを実現させるサポートをしてくれます。

Recipe 1
明日を切り開く勇気を

【レシピ】
・スイートオレンジ2滴
・タイム2滴
・クローブ1滴

芳香浴

勇気と意欲を高めるタイムとクローブに、ポジティブな明るさをもたらすスイートオレンジのブレンドで、物事に立ち向かう行動力を養いましょう。

Recipe 2
夢に向かうキラキラ感を

【レシピ】
・ローズマリー3滴
・マンダリン2滴
・ジャスミン1滴

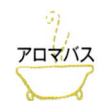

アロマバス

目的意識を明確にするローズマリーに、自信と喜びを高めるマンダリンとジャスミンをブレンド。夢にまっしぐらになれそうな香りです。

その他おすすめの精油
- カルダモン　　　作用：人生への欲求を高める
- レモングラス　　作用：自信とバイタリティーを与える
- バジル　　　　　作用：不安を浄化し自己信頼をもたらす

Recipe for Blue : 3
記憶力がダウンしている
頭の中をすっきりさせるために

集中力・記憶力が低下してくると、ささいなミスをしてしまったり、やる気そのものが低下してしまったりもします。そんな時は頭にすっきり感を与えるブレンドで、本来のシャープさを回復してみてはいかがでしょうか？

Recipe 1
さわやかに脳を活性化

【レシピ】 ＊50mlの携帯スプレーを作る場合
・ユーカリ4滴
・グレープフルーツ4滴
・ゲットウ2滴
・無水エタノール5ml
・精製水45ml

アロマスプレー

上記のものをP.216の手順に沿ってまぜ合わせます。

脳を刺激して集中力を高めるユーカリとゲットウに、グレープフルーツのさわやかさを加えた心地よい香り。頭脳明晰になれそうです。

Recipe 2
頭の中をクールダウン

【レシピ】
・ペパーミント2滴
・バジル2滴
・ローズマリー2滴

芳香浴

記憶力・集中力を高めて冷静な思考をもたらす最強のブレンド。頭痛や偏頭痛に悩まされている人にも、ぜひおためしいただきたい香りです。

その他おすすめの精油
・パイン　　　　作用：神経を強壮し集中力を高める
・レモン　　　　作用：思考をすっきりとさせる
・タイム　　　　作用：集中力、記憶力を高める

Recipe for Blue : 4
素直に感情を表現できない
ありのままの自分を表現するために

感じていること、思っていることはあるのに、まわりの空気や相手の反応が気になって言葉に出せない時、なぜか素直になれない時に。こんなブレンドを味方につけて、心をほぐして、のどに穏やかな流れをもたらしましょう。

Recipe 1
のどをリラックスさせて

【レシピ】 ＊20mlのオイルを作る場合
・スイートオレンジ1滴
・マートル2滴
・パルマローザ1滴
・キャリアオイル20ml

上記をまぜ合わせ、P.217～219を参考に使用しましょう。

心に安楽さをもたらすスイートオレンジに、安心感を与えるパルマローザ、呼吸を楽にするマートルをブレンド。胸から首にかけてやさしくマッサージしましょう。

Recipe 2
愛の告白ができそうな香り

【レシピ】 ＊5mlの香水を作る場合
・バジル2滴
・ペパーミント2滴
・ローズオットー3滴
・ゼラニウム3滴
・無水エタノール5ml

上記のものをP.215の手順に沿ってまぜ合わせます。

胸の奥にひそむ、ピュアであたたかい愛情に気づくことができそうな香り。バジルがハートを開き、思いを表現するサポートをしてくれます。

その他おすすめの精油

・クラリセージ　　作用：感覚を解放し幸福感をもたらす
・フェンネル　　　作用：緊張をゆるめて創造性を高める
・ラベンダー　　　作用：繊細な感情を癒し自己表現を促す

Recipe for Blue : 5
直感を活性化したい
第六感を研ぎ澄ますために

頭ですぐ分析して考えるクセのある人は、'感じる脳'右脳を活性化するブレンドがおすすめです。直感をもっと信頼できれば、迷うことなく決断し、自分の道を進んでいけるかもしれません。

Recipe 1
ひらめきを受け取って

【レシピ】 アロマバス
・ユーカリ2滴
・ペパーミント2滴
・フランキンセンス2滴

感覚をクールに研ぎ澄ますユーカリとペパーミントに、神聖なものとつながれそうなフランキンセンスの香りをブレンド。バスタイムに、すごいひらめきが起こるかも。

Recipe 2
内なる声とつながる

【レシピ】 芳香浴
・クラリセージ1滴
・ローズマリー3滴
・クロモジ1滴

洞察力と感性を高め、内側の直感とつながるサポートになるブレンド。目を閉じて瞑想しながら、香りを味わうのもおすすめです。

その他おすすめの精油
・バジル　　　　　作用：感覚を鋭敏にする
・レモン　　　　　作用：思考をすっきりとさせる
・ティートリー　　作用：神経を刺激し直感力を高める

Recipe for Violet : 1
ひとりで悩み考えすぎてしまう
疲れた心をヒーリングするために

悩みごとがある時、まわりに打ち明ける前にひとりで抱え込んで、さみしさや孤独の中でひたすら考えてばかりになっていませんか？ そんな状態を癒し、まわりに助けを求められるように、心を開くサポートをしてくれるブレンドです。

Recipe 1
ハートをあたためる香り

アロマバス

【レシピ】
・マージョラム2滴
・ベンゾイン2滴
・ローズウッド2滴

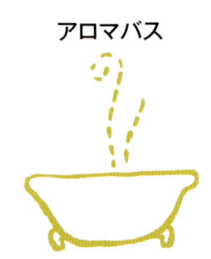

神経の疲れをやわらげ、安心感を与えるマージョラムに、甘い香りでリラックスさせるベンゾインとローズウッドをブレンド。お風呂で身体をあたためながらこの香りを楽しめば、心もほぐれていくはずです。

その他おすすめの精油
- フランキンセンス　　作用：心を浄化し、感情をリセットする
- サンダルウッド　　　作用：深い落ち着きと客観性をもたらす
- クラリセージ　　　　作用：心に明晰性と判断力をもたらす

Recipe 2
やさしい香りに心をゆだねて

芳香浴

【レシピ】
・ラベンダー3滴
・ローマンカモミール2滴
・ネロリ1滴

神経の緊張をやわらげ、深いリラックスをもたらす相乗効果の高い3種類の精油をブレンド。やさしく包み込まれるような香りは、安心して甘えられる気持ちにさせてくれます。

Recipe 3
頭の重さをすっきりと

アロマスプレー

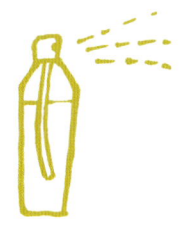

【レシピ】 ＊50mlの携帯スプレーを作る場合
・ラベンダー4滴
・ペパーミント3滴
・スイートオレンジ3滴
・無水エタノール5ml ・精製水45ml
上記のものをP.216の手順でまぜ合わせます。

考えすぎが、頭痛や不眠といった症状にまで及んでいる時におすすめのブレンド。頭の重さや痛みをラベンダーが鎮静し、ペパーミントが思考をすっきりさせ、スイートオレンジが神経をリラックスさせてくれます。

Recipe for Violet : 2
情緒不安定で気分にむらがある
心にバランスをもたらすために

好きだと思っていたものを急に嫌いになったり、熱意を持っていたものへのやる気がなくなってしまったり。そんなふうに気持ちの変化が激しい時は、バランスと安定感を取りもどすサポートをしてくれるブレンドがおすすめです。

Recipe 1
感情の波を穏やかに

【レシピ】
・フランキンセンス2滴
・ゼラニウム2滴
・パルマローザ2滴

芳香浴

感情を浄化するフランキンセンスに、情緒のバランスをもたらすゼラニウムとパルマローザとブレンド。波立った気持ちが静かに安定してきます。

Recipe 2
感情を見つめるサポートに

【レシピ】 ＊50mlの携帯スプレーを作る場合
・マージョラム2滴
・ゲットウ2滴
・レモン3滴
・ベルガモット3滴
・無水エタノール5ml ・精製水45ml
上記のものをP.216の
手順に沿ってまぜ合わせます。

アロマスプレー

感情をしずめるマージョラムに、心にバランスを与えるベルガモットとゲットウ、思考を明晰にするレモンをブレンド。自分の感情を冷静に見ることをサポートします。

その他おすすめの精油
・シダーウッド　　　　　作用：自分の意志に確信を持たせる
・ローズオットー　　　　作用：情緒不安定による緊張をしずめる
・ローマンカモミール　　作用：情緒不安定からくる怒りや自己嫌悪を緩和

Recipe for Violet : 3
喪失感や悲しみから抜け出せない
もう一度人生をスタートさせるために

大切な人の存在や、ずっとやってきた仕事や習慣などを手放す時は、深い悲しみや喪失感をともなうもの。その感情をありのまま受け入れ、新たな出発へのサポートをしてくれるブレンドがおすすめです。

Recipe 1
心の芯からヒーリング

【レシピ】 ＊20mlのオイルを作る場合
・マージョラム2滴
・サイプレス1滴
・ローズオットー1滴
・キャリアオイル20ml

マッサージ

上記をまぜ合わせ、P.217〜219を参考に使用しましょう。

悲しみを癒しなぐさめるマージョラムとサイプレスに、無条件の愛で包み込むローズオットーをブレンド。胸のあたりをやさしくマッサージすれば、あたたかい気持ちになれそうです。

Recipe 2
明日に向かうための香り

【レシピ】
・フランキンセンス2滴
・サイプレス2滴
・ミモザ2滴

芳香浴

悲しみや苦しみを浄化するフランキンセンスに、再生を促すサイプレス、明るさをもたらすミモザのブレンドは、新しい一歩へ背中を押してくれます。

その他おすすめの精油
・ネロリ　　　　　　作用：疲れた心を癒し再生させる
・メリッサ　　　　　作用：不安や孤独から解放し前進させる
・ジュニパー　　　　作用：自暴自棄な気持ちを浄化する

Recipe for Violet : 4
自分に起こる変化に順応できない
流れにのって生きていくために

まわりの環境や、自分自身の価値観や行動に変化が起こっている時、それは転機が訪れているというサインかもしれません。流れに逆らうのではなく、ゆったり身を任せ、楽しむことをサポートするブレンドをご紹介します。

Recipe 1
心をふわりとやわらかく

【レシピ】
・ラベンダー2滴
・クロモジ2滴
・ミルラ1滴

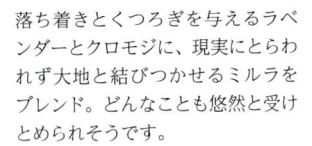

マッサージ

落ち着きとくつろぎを与えるラベンダーとクロモジに、現実にとらわれず大地と結びつかせるミルラをブレンド。どんなことも悠然と受けとめられそうです。

Recipe 2
変化をポジティブに楽しむ

【レシピ】 *50mlの携帯スプレーを作る場合
・サイプレス5滴
・シダーウッド2滴
・メリッサ2滴
・ミルラ1滴
・無水エタノール5ml ・精製水45ml
上記のものを、P.216の
手順に沿ってまぜ合わせます。

アロマスプレー

変化と再生をサポートするサイプレスに、不安を明るさに変えるメリッサ、自分を中心に落ち着かせるミルラ、シダーウッドのブレンド。変わっていく自分を楽しんで。

その他おすすめの精油
・フランキンセンス　　作用：心に静けさと洞察をもたらす
・ゼラニウム　　　　　作用：不安感をしずめ、心を明るくする
・ジュニパー　　　　　作用：不安や混乱を浄化する

Recipe for Violet : 5
ミステリアスなムードを演出したい
いつもと違う自分になるために

ありふれた日常からワープできそうな、神秘的でミステリアスな香りは、あなたの中にひそむ神秘性や小悪魔的な魅力を引き出すサポートになるかもしれません。非日常を味わいたい時におすすめです。

Recipe 1
心がざわめく香り

【レシピ】
・フランキンセンス2滴
・ラベンダー2滴
・フェンネル1滴

アロマバス

やさしい印象のラベンダー、神聖さをもたらすフランキンセンスに、フェンネルが身体の内側でざわめく不思議なイメージをプラス。一度嗅ぐと忘れられない香り。

Recipe 2
女神の香り

【レシピ】 *5mlの香水を作る場合
・ミルラ2滴
・パルマローザ4滴
・ロータス2滴
・ミモザ2滴
・無水エタノール5ml

香水

上記のものをP.215の手順に沿ってまぜ合わせます。

色も姿も香りも美しいミモザとロータスの貴重なエッセンスに、ミルラの神秘性とパルマローザのチャーミングさを合わせて。神々しいイメージの香り。

その他おすすめの精油
- クロモジ　　作用：甘くやさしく華やかな香り
- ジャスミン　作用：濃厚でセクシーな花の香り
- パチュリ　　作用：落ち着きと情熱の両方を感じさせる香り

Recipe for Magenta : 1
期待どおりにならず失望感が強い
こだわりを手放し楽になるために

期待感が強い時ほど、思うようにならないと失望につながりやすいもの。もっと流れに身を任せて、すべての結果は自分にとってプラスになっていると思うようにすると、楽に生きられるかも。そんな軽やかさをもたらすブレンドです。

Recipe 1
さわやかさで癒されて

アロマスプレー

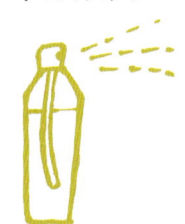

【レシピ】 *50mlの携帯スプレーを作る場合
- ローズウッド4滴 ・ゲットウ2滴
- ベルガモット4滴
- 無水エタノール5ml ・精製水45ml

上記のものをP.216の手順に沿ってまぜ合わせます。

落ち込んだ気持ちに高揚感を与えるローズウッドに、心のバランスを安定させるベルガモットとゲットウのブレンド。さわやかな香りで、知らず知らずのうちに、不満や怒りを手放せているかもしれません。

その他おすすめの精油
- ラベンダー　　　　　作用：神経の緊張をゆるめ感情をしずめる
- フランキンセンス　　作用：心を浄化し感情をリセットする
- イモーテル　　　　　作用：うっ積した感情や停滞感を一掃する

Recipe 2
自立心を高める香り

芳香浴

【レシピ】
・フェンネル1滴
・パルマローザ2滴
・スイートオレンジ2滴

不完全な思いを浄化するフェンネルに、依存心や不安定な感情を解放するパルマローザの組み合わせは、自立心を高め、期待しすぎない自分に変わるためのサポートになりそうです。

Recipe 3
満たされない思いを浄化

アロマバス

【レシピ】
・マートル2滴
・ローマンカモミール2滴
・グレープフルーツ2滴

思うようにいかないことに対する不満やイライラをしずめるローマンカモミールとグレープフルーツに、心に純粋さをもたらすマートルをブレンド。わだかまりをすっきり洗い流せそうな香りです。

Recipe for Magenta : 2
細かいことにこだわりすぎる
ゆったりかまえる余裕をもたらすために

自分自身にもまわりの人や物事に対しても、細かいことが気になって、完全にきっちりやらないと気がすまなくなっていることはありませんか？ 気持ちをおおらかに解放し、肩の力を抜かせてくれるブレンドがおすすめです。

Recipe 1
心をいったんリセット

【レシピ】 ＊50mlの携帯スプレーを作る場合
・ローズウッド4滴
・フランキンセンス3滴
・グレープフルーツ3滴
・無水エタノール5ml ・精製水45ml
上記のものをP.216の手順に沿ってまぜ合わせます。

アロマスプレー

こだわりや懸念をすっきり浄化するフランキンセンスに、リラックスと幸福感をもたらすローズウッドとグレープフルーツ。楽な気持ちにさせてくれます。波立った気持ちが静かに安定してきます。

Recipe 2
心のたがをはずして

【レシピ】
・ネロリ2滴
・イランイラン1滴
・シダーウッド2滴

芳香浴

緊張感をゆるめて楽しさをもたらすイランイランに、神経の消耗を癒すネロリ、落ち着きを与えるシダーウッドをブレンド。肩の荷をおろして、今ここを楽しむことをサポートします。

その他おすすめの精油
・ジュニパー　　　作用：不安や混乱を浄化する
・ラベンダー　　　作用：神経の緊張をゆるめ感情をしずめる
・ベチバー　　　　作用：心を安定させ穏やかに元気づける

Recipe for Magenta : 3
自分を責めてしまいがち
自分を裁くことから解放するために

予期せぬ出来事が起こった時や、人間関係がぎくしゃくした時、「自分が悪かったのでは」と思いつめてしまうことはありませんか？ 自分を愛し、許し、慈しむことができれば、心はほぐれてきます。ピュアな自分を取りもどせるブレンドです。

Recipe 1
愛と美とやすらぎを感じて

【レシピ】
・ネロリ 2滴
・マートル 2滴
・ベルガモット 2滴

芳香浴

神経の緊張をほぐすネロリ、ハートをオープンにするベルガモット、傷ついた感情や落ち込みを一掃するマートルが、ありのままの自分にOKを出すサポートになります。

Recipe 2
自分を慈しむための香り

【レシピ】 *20mlのオイルを作る場合
・マージョラム 2滴
・ローマンカモミール 1滴
・ローズオットー 1滴
・キャリアオイル 20ml

マッサージ

上記をまぜ合わせ、P.217〜219を参考に使用しましょう。

傷ついた心を癒し慰めるマージョラムとローマンカモミールに、自責の念を解放して自己愛を高めるローズオットーをブレンド。デコルテのマッサージで、心身を慈しんであげましょう。

その他おすすめの精油
・ロータス　　　　作用：自分を許し受け入れることを促す
・ジャスミン　　　作用：自信と喜びの感情をもたらす
・クラリセージ　　作用：心に明晰性と判断力をもたらす

Recipe for Magenta : 4
夢中になりすぎてまわりが見えない
パノラマ的な視野をもたらすために

恋愛、子育て、はまっている趣味など、1日中そのことばかり考えて、他のことはどうでもよくなってしまう状態は、依存を生み出しやすいもの。視野を広げ、バランスよくエネルギーを分散させる意識を高めるサポートになるブレンドです。

Recipe 1
冷静さを取りもどして

【レシピ】 *50mlの携帯スプレーを作る場合
- フランキンセンス3滴
- ペパーミント3滴
- サイプレス4滴
- 無水エタノール5ml
- 精製水45ml

上記のものをP.216の手順に沿ってまぜ合わせます。

心を静かにクールダウンさせるフランキンセンスとペパーミントに、視野をオープンにするサイプレス。過剰な熱をすっきりとさまし、客観的にものを見るサポートに。

Recipe 2
ささやかな日常に楽しさを

【レシピ】
- ローズウッド2滴
- ユーカリ2滴
- レモン2滴

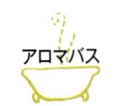

頭をすっきり冷静にさせるユーカリとレモンに、心をリラックスさせるローズウッドのブレンド。ひとつのことにこだわらず、日常のすべてを楽しむゆとりをもたらします。

その他おすすめの精油
- アンジェリカ　　　作用：自立心とプライドをはぐくむ
- サンダルウッド　　作用：執着心を浄化し心を明晰にする
- プチグレン　　　　作用：興奮をしずめ洞察力を高める

Recipe for Magenta : 5
瞑想にひたりたい
自分の内側と向き合うために

まわりの雑音からはなれて、時にはひとり静かに目をとじて、自分の心と向き合う時間は必要なものです。こんなブレンドが、心の奥深くへの旅をサポートしてくれるでしょう。

Recipe 1
祈りたい気持ちの時に

【レシピ】 芳香浴
・フランキンセンス2滴
・ミルラ2滴
・ロータス2滴

心に瞑想と静けさを与えるフランキンセンスとミルラに、愛と許しをもたらすロータスをブレンド。教会で祈る時のような、神聖な気持ちになれそうです。

Recipe 2
眠る前にまといたい香り

【レシピ】 ＊5mlの香水を作る場合　香水
・ミルラ1滴
・プチグレン4滴
・クロモジ3滴
・ローズオットー2滴
・無水エタノール5ml

上記のものをP.215の手順に沿ってまぜ合わせます。

疲れた神経をほぐし、やさしく包み込むローズオットーとクロモジに、深い落ち着きをもたらすミルラとプチグレンをブレンド。素敵な夢が見られそうです。

その他おすすめの精油
- サンダルウッド　　作用：瞑想をしているような深い落ち着きをもたらす
- ネロリ　　　　　　作用：スピリチュアルな意識と結びつける

精油さくいん

●ア行
アンジェリカ ——————**78**, 222, 229, 230, 234, 266

イモーテル ——————**118**, 224, 226, 235, 238, 250, 262

イランイラン ——————**86**, 225, 228, 231, 237, 241, 264

●カ行
カルダモン ——————**90**, 223, 233, 242, 252

クラリセージ ——————**154**, 225, 231, 237, 239, 243, 244, 247, 248, 251, 254, 255, 256, 265

グレープフルーツ ——————**192**, 231, 233, 242, 243, 253, 263, 264

クローブ ——————**56**, 223, 225, 228, 232, 236, 252

クロモジ ——————**184**, 225, 231, 245, 249, 255, 260, 261, 267

ゲットウ ——————**144**, 221, 246, 253, 258, 262

●サ行
サイプレス ——————**128**, 220, 224, 229, 230, 235, 245, 247, 248, 249, 259, 260, 266

サンダルウッド ——————**94**, 220, 222, 224, 225, 234, 235, 241, 256, 266, 267

シダーウッド ——————**58**, 220, 221, 229, 234, 246, 248, 256, 258, 260, 264

シトロネラ ——————**120**, 239, 240, 242

シナモンリーフ ——————**98**, 223, 232, 236

ジャスミン ——————**42**, **66**, 225, 228, 230, 231, 237, 246, 252, 261, 265

ジュニパー ——————**106**, 234, 235, 240, 243, 247, **259**, 260, 264

ジンジャー ——————**60**, 232, 236, 241, 246, 248, 251

スイートオレンジ ——————**158**, 221, 222, 232, 234, 236, 239, 243, 247, 250, 251, 252, 254, 257, 263

ゼラニウム ——————**70**, 223, 227, 228, 229, 233, 234, 243, 245, 248, 254, 258, 260

●タ行
タイム ——————**62**, 223, 224, 233, 236, 241, 246, 247, 252, 253

ティートリー ——————**146**, 247, 248, 255

●ナ行
ネロリ ——————**42**, 151, **196**, 222, 227, 235, 239, 240, 243, 246, 257, 259, 264, 265, 267

●ハ行
パイン ——————**148**, 223, 224, 229, 234, 245, 248, 253

バジル ——————**170**, 236, 237, 244,

268　Index

パチュリ——**48**, 222, 225, 228, 240, 261
パルマローザ———**80**, 226, 227, 228, 229, 234, 237, 249, 254, 258, 261, 263
ヒノキ ——— **172**, 240, 244, 249
フェンネル——**204**, 232, 254, 261, 263
プチグレン———**150**, 197, 220, 224, 239, 242, 245, 249, 266, 267
フランキンセンス————**200**, 222, 224, 229, 230, 235, 238, 241, 242, 245, 249, 255, 256, 258, 259, 260, 261, 262, 264, 266, 267
ベチバー————**52**, 221, 222, 240, 244, 250, 264
ペパーミント————**162**, 221, 233, 236, 237, 241, 242, 243, 249, 251, 253, 254, 255, 257, 266
ベルガモット——45, **132**, 223, 224, 225, 228, 230, 237, 238, 242, 244, 246, 248, 249, 251, 258, 262, 265
ベンゾイン ——— **186**, 227, 231, 256

●マ行

マージョラム ————**176**, 226, 256, 258, 259, 265
マートル———— **206**, 224, 242, 251, 254, 263, 265
マンダリン————**100**, 221, 223, 228, 252, 253, 254, 255
ミモザ————**122**, 230, 231, 235, 243, 249, 259, 261
ミルラ————**188**, 222, 260, 261, 267
メリッサ———— **136**, 230, 238, 240, 241, 247, 259, 260

●ヤ行

ユーカリ————**166**, 244, 248, 250, 253, 255, 266
ユズ ——— **124**, 240, 241, 243, 247

●ラ行

ラベンダー ——72, **180**, 220, 226, 235, 238, 254, 257, 260, 261, 262, 264
レモン ——— 45, **110**, 229, 240, 241, 250, 253, 255, 258, 266
レモングラス————**102**, 222, 232, 236, 237, 252
ローズウッド———**208**, 238, 243, 256, 262, 264, 266
ローズオットー——42, **74**, 225, 227, 228, 230, 231, 246, 254, 258, 259, 265, 267
ローズマリー——63, **140**, 229, 236, 246, 247, 249, 252, 253, 255
ロータス——**82**, 226, 230, 261, 265, 267
ローマンカモミール ——41, **114**, 220, 227, 231, 235, 239, 240, 242, 250, 257, 258, 263, 265

おすすめアロマブランド&ショップ
生活の木

豊富な種類と使いやすさが魅力の老舗ブランド

アロマテラピーのパイオニア的ブランドである生活の木。世界51ヶ国のパートナーファームより厳選したオーガニックハーブや精油を販売。170種以上の精油の取り扱いがあるため、希少性の高いものも手に入りやすい。容量の幅も広く、初心者からプロまで安心して使えるブランドです。全国110店舗以上あるショップのほか、インターネットでも購入可能。

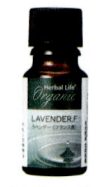

初心者向けからプロユースまでの幅広い品揃え

原宿表参道店は
スクール・サロンも併設

原宿表参道店にはショップのほかに、ライブラリー調の「ギャラリーラウンジ」や、さまざまな講座がラインナップされたカルチャースクール「ハーバルライフカレッジ」、本場スリランカ式の施術が楽しめるアーユルヴェーダサロン「AYUSHA」も併設されています。

株式会社生活の木
東京都渋谷区神宮前6-3-8
TEL : 0120-175082
http://www.treeoflife.co.jp

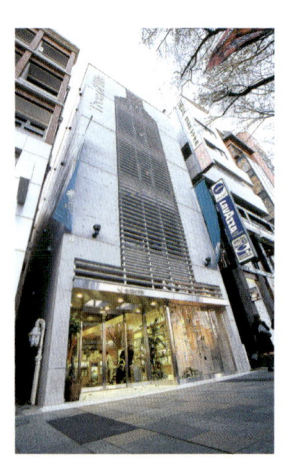

アロマテラピーに関するあらゆる商品がそろう原宿表参道店

著者:色映みほ(しきえ みほ)

東京都出身。カラーセラピスト、アロマ心理セラピスト。Healing space Ariel主宰。日本女子大学英文学科卒。幼少期より色と香りに特別な興味があり、カリフォルニア大学サンディエゴ校留学後、フランスのファッションブランドの広報・PR業務を担当。その後、外側ではなく心の内側を癒す色や香りに触れたい思いからカラーセラピーやアロマテラピーを学び、2000年よりその魅力を伝える仕事をはじめて現在に至る。
現在、(社)日本アロマ環境協会認定アロマテラピーインストラクター、イギリスASIACT認定オーラソーマシニアティーチャーとして、自宅サロンおよび専門スクールにて色や香りを用いたカウンセリング、セラピスト養成講座、イベントやセミナーなどを開催。また、2009年以降は、コーチング、トランスパーソナル心理学、九星気学風水、西洋占星術などのエッセンスを組み合わせたセッションやワークショップも開催。趣味は旅行、ワイン、ゴルフ、ボタニカルアート。

色映みほオフィシャルブログ:http://ameblo.jp/shikie

参考文献一覧

『アロマテラピーのための84の精油』 ワンダ・セラー著 フレグランスジャーナル社
『心を癒すアロマテラピー』 ジュリア・ローレス著 フレグランスジャーナル社
『はじめての実用アロマテラピー』 ロバータ・ウィルソン著 中央アート出版
『アロマテラピー・バイブル』 塩屋紹子監修 成美堂出版
『いちばん最初のアロマテラピー』 佐々木薫監修 主婦の友社
『スピリットとアロマテラピー』 ガブリエル・モージェイ著 フレグランスジャーナル社
『聖なる香り』 パトリシア・デービス著 ノーベル書房
『The Blossoming Heart』 Robbi Zeck著 Brolga Publishing Pty Ltd
『カラーヒーリング』 テオ・ギンベル著 産調出版
『オーラソーマヒーリング』イレーネ・デリコフ&マイク・ブース著 ヴォイス
『カラーセラピーで夢をかなえる』 泉智子著 大和書房
『光の手』 バーバラ・アン・ブレナン著 河出書房新社

本書は、2009年4月に
毎日コミュニケーションズ（現マイナビ）より刊行された
『幸せを呼び込むアロマテラピー事典　～テーマカラーで導く心を癒す香り～』を
改題、再編集して文庫化したものです。

....
マイナビ文庫
....

幸せを呼ぶアロマ×カラーセラピー
色と香りのミラクルメソッド

2014年7月30日　初版第1刷発行

著　者	色映みほ
発行者	中川信行
発行所	株式会社マイナビ
	〒100-0003 東京都千代田区一ツ橋1-1-1 パレスサイドビル
	TEL 048-485-2383（注文専用ダイヤル）
	TEL 03-6267-4477（販売）／TEL 03-6267-4445（編集）
	E-mail pc-books@mynavi.jp
	URL http://book.mynavi.jp
イラスト	須山奈津希（P.3～45、P.214～267）
	みやしたはんな（P.47～208）
撮　影	黒田彰
編　集	吉田麻衣子、成田晴香（マイナビ）
協　力	株式会社生活の木
ブックデザイン	米谷テツヤ（PASS）
印刷・製本	図書印刷株式会社

◎本書の一部または全部について個人で使用するほかは、著作権法上、株式会社マイナビ
および著作権者の承諾を得ずに無断で複写、複製することは禁じられております。◎乱丁・
落丁についてのお問い合わせは TEL 048-485-2383（注文専用ダイヤル）／電子メール
sas@mynavi.jp までお願いいたします。◎定価はカバーに記載してあります。

© 2014 Miho Shikie ／ © 2014 Mynavi Corporation
ISBN978-4-8399-5165-8
Printed in Japan